U0099799

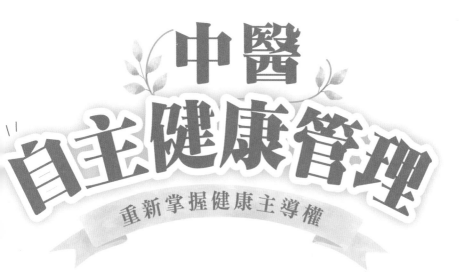

中醫
自主健康管理

重新掌握健康主導權

佘曉怡、蘋常　合著
註冊中醫師

萬里機構

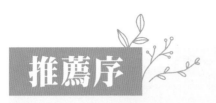

推薦序

在某一次飯局認識了佘醫師。我當時在浸大唸中醫藥學文憑課程。見到中醫師，當然趁機問長問短。但見她不慍不火，三言兩語便使我茅塞頓開，果真是板上釘釘的真材實料！認識佘醫師時間愈長，愈發覺她並不簡單。小弟斗膽以中醫八綱辨證的角度替醫師來一個診斷！

（1）陰陽平衡

曾經與醫師參與一個義診活動，但見她四處奔波走動為大家派發大米飲料，與老人家診斷時沉着認真。她就是一個內心充滿活力與冷靜，善於把握分寸，處事有條不紊，絕對是一個陰陽平衡的人！

（2）表裏寒熱

有次我感染了冠狀病毒，不能外出，只好找佘醫師網上問診，她看完我和太太後，竟然主動提出也要讓我家中菲籍傭人看看。

初次見佘醫師，樣貌端莊，但帶點嚴肅。説真初時也有點敬畏之心，絲毫不敢有任何造次，但這外表看似冷漠，其實內心充滿激情。她就是一個有熱忱、感性、富仁心仁術的醫師，才有這份仔細心意！

（3）虛實並置

內在素質及能力，與外在實質表現相符並行，這正是佘醫師的特質寫照！

一個有豐富經驗的中醫師，把所學心得編寫成書，不僅行文流暢，內在蘊含深厚內涵和體驗，突顯醫學氣質的內外兼修，別樹一幟！

祝佘醫師新作一紙風行，啟迪讀者心智之餘，亦成為眾人共喜養生之道的佳作！

吳雨 BBS
資深傳媒人

自序 1 —— 醫師的話

感謝各位的支持和厚愛，我深感榮幸能夠出版第三本與養生相關的書籍。這是繼《中醫寫給新手媽媽的坐月天書》和《中醫師的女神修練班》之後的又一力作。與之前兩本不同的是，這次我希望將養生理念帶給每一位讀者，引領大家回歸基本，更加關注和珍惜自己的健康，專注於自身的身心健康。

這次出版的特別之處在於與我的一位學生 Apple Chan（蘋常）攜手合作編寫，她不僅是一名註冊會計師，更重要的是她對中醫藥學充滿熱情。除了完成中醫健康管理課程並取得註冊證書外，她也積累了許多養生心得，願意與大家分享。我們對積極管理自身健康、預防疾病的理念相契合，希望將中醫學的智慧融入生活，讓大眾更好地了解自身的健康狀況，逐步改變生活習慣，嘗試處理身體的小問題，重建健康體魄。

在新冠疫情之後，許多人受到各種後遺症的困擾，逐漸喚醒了對自身健康的重視。養生開始成為大眾關注的焦點；然而，我也意識到社會上關於養生的討論往往與現代生活格格不入。例如每天晚上 11 時前入睡或堅持清淡飲食，並非每個人都能輕易實踐並堅持下去，漸漸地許多人與健康走得越來越遠。

　　因此，我希望透過這本書為大家指出一些常見問題並解釋這些症狀，讓讀者對自己的身體有更深入的了解。同時，我們也將提供一些簡單而實用的方法，讓大家可以逐步將這些健康小習慣融入日常生活中；體驗這些小改變對身體帶來的正面影響，會發現其實養生並非遙不可及，能幫助你一步一步奠定健康基礎，抵抗外來威脅。我們必須明白疾病不易根治，往往問題會累積，各種疾病漸次浮現，因此我們必須及早從根源着手，實踐中醫學的核心理念「治未病」，在疾病未發作或初期時加以防範。更重要的是，要注重固本培元，建立強健體魄，抵抗外來侵害，每天積極注入健康正能量。

　　我希望大家在閱讀這本書的同時，能獲得一些實用的中醫學知識，幫助自己和身邊的親友。藉由改變生活習慣，逐步建立強健體魄，遠離疾病之苦，一同迎接健康快樂的生活！

余曉怡

一切都是從「要對自己好啲」開始。

大學畢業後，在多年的職場生涯中，我試過工作到日夜顛倒、試過剛從內地公幹回來，第二天就馬上轉飛到美國開會、試過一整天都以沙律和三文治果腹、又試過下班後報復式地狂吃甜品。當時我自持年輕「頂得住」，任由自己預支健康和精力。到某一天，我開始覺得面色有點萎黃，唇色有點蒼白，曾經斷尾的鼻敏感又重來，甚至連從未有過的濕疹都不斷纏擾。

我終於覺得有點不妥，並立下決心「搞搞佢」，重新關注自己的健康。

多年來我在工餘時不斷探索如何更善待自己的健康，從中醫藥膳、中醫美容和女性保健、中醫健康管理、營養學、生活方式醫學，務求從多個角度認識「何謂健康」。作為職場人士，我更切身地明白在忙碌生活中好想健康，卻不知如何入手的無奈，亦明白艱澀難明的中醫理論較難入口，所以我在多年前開始在社交媒體上分享平常又「易入口」的健康心得，希望向大家推廣養生都可以很簡單。

健康都要好好管理

我從工商管理本科生到健康管理碩士生，都離不開「管理」兩字。想企業的業績好和財政穩健，各個部門如財務、人力資源、市場推廣等要互有交流，運作流暢，按企業明確的願景執行可行的策略，並及時檢討。

放諸於健康管理亦然。

想身體各機能運作正常，不能靠補充單一營養，或只賣力地做運動就可以，而是要從飲食、運動、作息、心理質素等多方面着手。從「我要健康」的願景，結合可行又能持之以恆的方法，

一步一步邁向更健康的生活模式。

我深信健康的大道理大家都知曉，但是難度在於如何在忙碌的生活中實踐。我身邊有不少朋友都覺得在現時的生活習慣下身體好像沒有甚麼大礙，就以「遲啲先」、「得閒先」延遲執行健康管理計劃。不過這樣可能會錯過一些身體發出的訊號，令一些小問題堆積成大毛病都不自知。

正如我在前作《女生保養要趁早》的序言中寫到：「無論是家庭、工作還是自身，可能在每一刻都總有大大小小的事情煩擾着你，等着你去處理和排解。在不知不覺間，你好像都能處理這些裏裏外外、大大小小的事情，不過亦在不知不覺間，你要兼顧的事情太多，弄得自己皮皺膚黃氣鬱體虛，身體開始有各種小毛病都不自知。」

只有「自己」才能最早了解自己的身體狀況、潛在問題和需求。所以生活如何忙碌都總要多花少少時間投資在自己的身體上，而且健康實在太寶貴，不容虛耗，健康管理實在要趁早。

今次有幸和佘醫師合著《中醫自主健康管理》，以「對自己好啲」為主題，在健康飲食和健康生活範疇下結合中西對於健康管理的研究，與各位分享男女老幼在平常生活中都能夠實踐的「自主」健康心得，讓讀者可以「對自己好啲」，進而「對身邊人好啲」。

感謝某人 nobody（IG @nobody_astory）繪製精美插圖，亦要感謝出版社的賞識和傾力協助，令此書能得以順利出版。

希望《中醫自主健康管理》能讓各位在百忙之中仍可以手到拿來，為自己度身訂造養生計劃，待自己如金枝玉葉。

就讓我們一起繼續「對自己好啲」！

蘋常

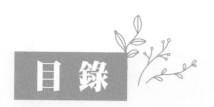

目　錄

PART 02

如何食好啲

PART 01

甚麼是
健康管理

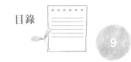

PART
03

如何活好啲

甚麼是
健康管理

甚麼是健康管理

 為甚麼要「對自己好啲」？

世界衛生組織在 2022 年 5 月 3 日發表的報告[1]指出，歐洲有近 60% 成年人，以及 1/3 兒童屬於肥胖症或超重，而肥胖症或超重更是歐洲民眾致死主因之一，每年奪走超過 100 萬人的性命，情況已嚴峻至達成流行病的程度。

報告指出，肥胖及超重是繼高血壓、飲食風險和煙草之後第四大死亡風險因素，對健康構成嚴重威脅。肥胖與多種非傳染性疾病密切相關，包括心血管疾病、二型糖尿病和多種癌症，並且被認為是導致 13 種不同類型癌症的原因。尤其是在新冠疫情期間，大部份人士選擇居家避疫，長時間久坐不動的生活方式和不健康飲食的增加，更易讓人陷入肥胖的風險中。

相信在疫情期間，不止在歐美國家的人們，無論你還是我，都會不自覺地久坐不動，又可能會不自覺吃多了垃圾食物。不過健康問題從不等人，不會等到疫情結束就會自然好轉，因此我們應該及時調理和關注我們的身體狀況。

你健康嗎？

在近幾十年，人的平均壽命增長，但是因為生活及飲食習慣過於現代化，相對增加的健康狀態較短，亦即是一生中不健康狀態的比例較從前多，不少年長（甚至中年）人士都有不同程度的

---

1   World Health Organization, *WHO European Regional Obesity Report 2022*

身體毛病。有不少朋友可能自覺現時身體沒有甚麼問題，就不用搞些甚麼健康管理啦。

不過，你真的健康嗎？

生活忙碌的你，有試過持續或反覆出現 3 個月以上的疲勞感，例如自感疲乏、倦怠、精力不佳等，仍能維持正常工作和生活，又可能睡一覺後第二天會有好轉，但不到兩三天又再重複，求診卻不能明確診斷為某種疾病的情況嗎？

可能你正處於亞健康慢性疲勞狀態。

亞健康慢性疲勞狀態多因為過度用腦、過度思慮、作息不規律、飲食不節、運動不調、情志受到刺激等誘發，多見於 18 至 60 歲之間，尤其以腦力勞動者居多，例如白領、教師、公務員、學生等。有研究表示，75% 處於亞健康慢性疲勞狀態的人士無法工作，或是要減少工作時間 [2]。長期處於亞健康慢性疲勞狀態可能會誘發心血管疾病、免疫系統失調等問題。所以當身體有任何不適訊號時要及時處理，盡快緩解不適，以預防潛在疾病的發生和控制其發展。

記住「健康是個人的」，採取怎樣的生活方式，怎樣看待生活的決定權是在自己手上，現在就開始「對自己好啲」。

2 Slavin MD, Bailey HM, Hickey EJ, Vasudevan A, Ledingham A, Tannenbaum L, Bateman L, Kaufman DL, Peterson DL, Ruhoy IS, Systrom DM, Felsenstein D, Kazis LE. Myalgic Encephalomyelitis-Chronic Fatigue Syndrome Common Data Element item content analysis. *PLoS One*. 2023 Sep 12;18(9)

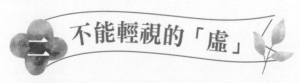

二 不能輕視的「虛」

很多人因為經常覺得疲勞易累、怕冷畏寒、手腳長期冰冷、容易感冒而判斷自己是「體虛」。

「虛」簡單來説就是不足夠,當我們體內的氣、血、陰、陽有失調的情況,都會為身體帶來不同的反應。例如**氣虛**的人容易頭暈目眩和疲倦,這是因為身體的氣不足夠推動身體的運作;**血虛**的人容易頭暈、臉色容易萎黃、時常會覺得手指發麻、頭暈眼花、心跳乏力、失眠、耳鳴、心悸等,嚴重甚至會貧血,則是由於濡養身體的血不夠。

中醫有句話説:「氣為血之帥,血為氣之母」,氣血之間的關係密切,氣與血的運行保持着相互影響和相互依存的關係。血作為補充營養的物質,若然沒有氣作為統御和推動力,難以流遍全身去滋養五臟六腑;而氣也需要血做為載體才能流遍全身發揮作用。以汽車做為比喻的話,血就是汽油,氣則為發動汽車的動力,兩者相依並存,缺一不可。

氣與血關係密切,當氣血平衡、充盈順暢,人體能維持健康。而氣與血的虛也會互相影響,氣虛久了會血虛,反之亦然。

若血虛置之不理,可能會演化成**陰虛**。陰虛會產生燥熱的現象,整個人就像枯萎的稻草,皮膚和頭髮比較乾燥、經常口乾舌燥、心悸、手足心熱、面部潮紅、夜間盜汗、眼睛乾澀,還可能出現陰虛內熱的情況,又稱為虛熱。至於**陽虛**則是氣虛的加強版,由於身體陽氣不足,難以修復身體機能衰退。陽虛的人往往非常怕冷,蒼白虛弱。

　　無論是哪一種虛，都代表體內的氣、血、陰、陽有失調情況，使身體自我修復能力不足。中醫理論認為，身體能夠維持正常運作有賴於能否維持體內的平衡。因此體虛不僅會造成健康上的各種毛病，例如頭暈、耳鳴、失眠、經痛、加重更年期不適等諸多症狀，若是忽略了體虛的嚴重程度，恐怕會形成惡性循環，引發更嚴重的身體問題。

　　實際上面對體虛困擾，現代人最需要的往往不是用昂貴的藥膳進補，而是真正「對自己好啲」，從生活細節入手，以多樣化且均衡的飲食為基礎，配合規律的作息、充足的睡眠，並養成適當運動和紓解壓力的習慣，有助促進身體的循環及代謝，就能為體質打好基礎。

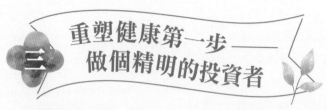

三 重塑健康第一步——做個精明的投資者

虛就是不足夠，那麼補虛，即是要填補虧損，重新制定穩賺的投資計劃。

希望對自己好啲就要趁早進行「健康管理投資計劃」，包括主動、積極地關注和管理自己的健康狀況，採取一系列促進健康的措施，以提高整體健康水平和生活品質。

健康管理投資就像財務投資前，需要了解市場和本身的資產情況一樣，你需要先通過體檢或諮詢醫生去了解自己的身體狀況、潛在的問題和需求，然後根據身體的需求制定一個與飲食、運動、作息和其他健康習慣相關，且有針對性的計劃。

每一項投資都並非一朝一夕便能有成果，放諸於健康管理亦然。身體的修復和改善需要時間，所以你將需要持之以恆地投入時間和心思去管理健康。

不過你大可放心，管理健康一點也不難，而且這項投資是穩賺的。

從生活方式管理健康

近年在歐美國家都興起 Lifestyle Medicine（生活方式醫學）學說。此 Medicine 並非等如藥物治療，根據美國生活方式醫學會（The American College of Lifestyle Medicine）的定義，「生活方式醫學」是以經過實證的醫學方式（包括營養學、運動、壓

力管理等）為基礎，通過強調促進健康的行為改變來預防、管理和治療疾病，或改善身體狀況（例如預防或減輕糖尿病、心腦血管疾病、中風、高血壓、代謝失調綜合症等的發病），從而提高生活質量。

「生活方式管理健康」包括六大要素。

- 健康飲食
- 規律運動
- 良好睡眠
- 有效壓力管理
- 戒煙限酒
- 維持積極良好的社會關係

健康飲食

採用健康的飲食習慣是生活方式管理健康的首要項目。「對自己好啲」就要先「食好啲」，包括進食原型食物，攝入豐富的水果、蔬菜、全穀類、健康蛋白質（如豆類、堅果和魚類）以及限制高糖、高脂肪和加工食品的攝入。

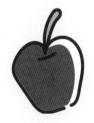

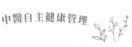
🍀 規律運動

定期和適度的運動可以降低隨年齡增長而增加的多種慢性疾病的風險，包括心臟病、高血壓、糖尿病、骨質疏鬆症、某些癌症和認知衰退。運動還有助於降低焦慮和血壓，改善睡眠質量。若能夠達到世界衛生組織建議的運動水平，即每星期進行至少 150 分鐘中等強度的帶氧體能運動，如快走、跑步、游泳或騎自行車，及每星期至少兩天進行增加肌肉力量的活動，固然是好，但如果因為種種原因而難以實行，都至少要減少久坐的時間。謹記 ── 最緊要「動起來」！

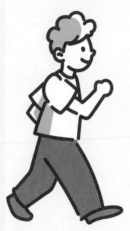

🍀 良好睡眠

「睡得好能醫百病」這句話一點也不誇張。充足的睡眠對身體和心理健康都非常重要，可以提高警覺度、增強免疫力，並促進身心的修復和恢復。建議確保每晚有 7-9 小時的充足睡眠，並採取良好的睡眠習慣，例如建立規律的睡眠時間表、創造舒適的睡眠環境和避免在晚間攝入刺激性物質（如咖啡因）。

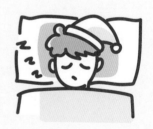

有效壓力管理

　　以生活方式管理健康亦強調心理健康的重要性。通過適當的壓力管理技巧、心理療法和身體活動，例如放鬆、冥想、呼吸練習和適時尋求支援，可以減輕焦慮和抑鬱等心理問題，提高情緒穩定性和生活滿意度。

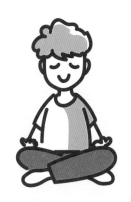

戒煙限酒

　　戒煙限酒要趁早！

　　吸煙對身體幾乎所有的器官都有害，更是癌症、糖尿病、心血管疾病、肺疾病和早逝的重要危險因素，可謂百害而無一利。至於飲酒，雖然有研究發現適量飲酒（女性每天 1杯，男性每天 2 杯）可減低心臟病發作和患心血管疾病的風險。然而，無節制的飲酒會引起成癮風險，增加患高血壓和中風等疾病的危險，更與肝臟疾病和多種癌症風險有關。飲酒要拿捏有度，好好衡量一時的快感和健康風險。

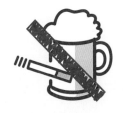

🍀 維持積極良好的社會關係

　　除了身體要健康外，心理都要維持健康狀態，包括培養積極的心態和情緒、建立良好的人際關係並尋求心理支持。

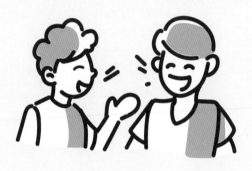

　　這六項生活方式相互關聯並共同作用，而且一點都不難實踐，最重要就是立下決心，將健康的控制權重新放回自己手上！

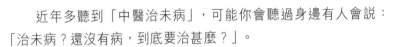

治未病？還沒有病，到底要治甚麼？

四

近年多聽到「中醫治未病」，可能你會聽過身邊有人會說：「治未病？還沒有病，到底要治甚麼？」。

早在兩千多年前，中國著名的醫學典籍《黃帝內經》已提到「不治已病治未病，不治已亂治未亂」、「上醫治未病」，也就是現代所說的「預防勝於治療、早發現早治療、養生就是治病」。

「中醫治未病」主要強調保養身體，培養正氣，提高身體抵禦病邪的能力，達到未病先防，生病後防止病情進一步加重，病癒後防止復發的目的。

知多點

關於「上醫治未病」有這樣一個傳說：在戰國時期有位名醫叫扁鵲，醫術高超。魏文王知道扁鵲有兩個哥哥也是醫生，於是問他為何兩位兄長不及他出名。扁鵲說他的醫術並不如他的兩位哥哥：大哥最好，上醫治未病，防止病情發作，一般人不知道他早已將病情根治，所以他的名氣無法傳出去。二哥次之，治欲病之時，治病於病情剛剛發作之時，一般人以為他只能治療輕微小病，所以他的名氣較小。而他最差，治已病，屬於下工，治病於病情嚴重之時，一般人都看到他下針放血、用藥敷藥，所以都以為他醫術高明。

未病先防，古稱「養生」，是指在人體尚未發生疾病或內在疾病尚未明顯表露之前，主動採取積極的養生保健措施，例如食療、運動、情志養生等，以調整人體臟腑陰陽平衡，固護正氣，增強體質，延緩早衰，防止疾病發生。

已病防變是指發病後及早治療，及時控制疾病，顧及身體整體狀況，同時治理未受影響的臟腑，以阻止疾病發展和變化。

中醫認為久病必體虛，所以疾病初癒時應適當施以調護，維繫人體臟腑陰陽氣血平衡，防止疾病再度發生，亦即是瘥後防復。

中醫治未病和健康管理

健康管理主要從生活方式，如飲食、運動、控制體重、戒煙限酒、精神健康等方面入手，通過評估和分析健康危險因素，降低可改變的危險因素就是健康管理的關鍵。

知多點

健康危險因素分為「可改變」與「不可改變」兩種。不可改變的因素有年齡、性別、家族史等。可改變的危險因素有超重、血脂高、運動量少、壓力大、飲食習慣不健康等。健康管理就是通過風險評估，分析和控制可改變的危險因素，降低患病風險。

中醫治未病正是主張通過飲食、運動、精神調攝等個人養生保健方法和手段去維持人體的陰陽氣血平衡，務求達到從健康到亞健康狀態的預防，和從亞健康到疾病狀態的預防。中醫治未病強調解決健康問題的根本不平衡或原因，而不僅僅是治療症狀。

養生作為治未病的主軸，其實不難掌握。養生就是要主動採取積極的養生保健措施，與主動健康管理概念很相似，都是要在未病之時就趁早調理身體。中國傳統養生強調人與自然的關係，認為人應該順應自然規律、季節變化，保持與自然界的平衡，有規律地安排飲食和起居以避免外邪入侵。中醫學除了藥療以外，還有很多特色療法，例如食療、推拿按摩、八段錦、太極拳等，務求每人都可以度身訂造一套屬於個人的健康錦囊。

所以，要養生其實不難。

PART 02

如何食好啲

順着去食好啲

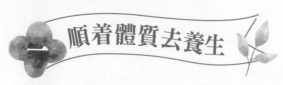

一 順着體質去養生

要養生不難，不過首先要了解自己。若能針對自己的體質去「食得對，食得好」就自然能讓養生事半功倍。

相信你總會聽過或者説過這句話：「我經常手腳冰冷，肯定是寒底，一定要進補才可以！」。

體質只有「寒底」和「熱底」之分？

體質是指人體在先天條件和後天發展的過程中，在自然和社會環境的影響下所形成的綜合且相對固定的特徵，包括形態結構、生理功能和心理狀態等方面。人的體質受到先天和後天因素的複雜互動影響，因此並不能只以「寒底」和「熱底」這兩種分類來概括。

如果想準確了解自己的體質，可以諮詢中醫師的意見。中醫師會通過望、聞、問、切等方法來評估個人的體質狀況，並制定相應的身體調理計劃。

例如不少女性因為容易手腳冰冷，便認為自己是寒底而經常服食大補的食物。但是就算是常常手腳冰冷都未必是「寒底」，可能是「假寒底」。

體質虛寒的人通常對寒冷比較敏感，四肢長期感到冰冷，食用生冷食物後容易感到不適和腹瀉，也不喜歡吹風或冷氣。然而，有些人雖然表現出類似寒底的症狀，但他們的排便情況較不

順暢，容易出現便秘的情況，同時也會感到燥熱、口乾舌燥，晚上難以入睡，即使有足夠的睡眠，白天仍然容易感到疲倦。如果這類「假寒底」的人盲目進補或攝取過多的辛辣和煎炸食物，只會使體內的「火」更加旺盛，進一步損害身體健康。

中醫的體質分類

中醫體質判定可以分為 9 種。9 種體質是指平和質、氣虛質、陽虛質、陰虛質、痰濕質、濕熱質、血瘀質、氣鬱質和特稟質。除了平和質以外，其餘 8 種都屬於偏頗體質。

不同類型的體質對某些致病因素會有易感性，例如陽虛體質和痰濕體質易受寒濕邪氣的影響；陰虛體質和濕熱體質易受溫熱邪氣的侵襲；氣鬱體質則容易受情緒波動的影響。

每個人的體質相對穩定，不過在不同的生命階段（如幼年期、青年期、中年期、老年期等）、久病或重病之後，原有體質可發生一定規範和限度的變化。同樣道理，若能把握每個生命階段的體質，並適時調整生活習慣，可將體質調理至更趨向平和的狀態。

中醫體質調理是指根據每個人的體質，運用中醫學的保健方法進行干預和調理的過程，主要包括飲食指導、運動干預、情志調節、中藥調理和中醫非藥物療法等綜合措施，以改善或修正偏頗體質，使體質趨於平和健康。

你屬於甚麼體質？

想知道自己屬於甚麼體質，可以參考《中醫體質分類與判定表》中的中醫體質判定方法。

根據近一年的體驗和感覺，回答體質測試表的全部問題，每一問題按 5 級評分，計算原始分數及轉化分數，依標準判定體質類型。

原始分數 = 各個題目的分數相加。

轉化分數 = 〔（原始分數 - 題目數）/（題目數 × 4）〕× 100

例如陳小姐在平和質項目中取得的分數如下：

您體力充沛嗎？	4（經常）
您容易疲乏嗎？	3（有時）
您説話聲音低弱無力嗎？	5（沒有）
您感覺胸悶不樂，情緒低沉嗎？	4（很少）
您比一般人耐受不了寒冷（冬天是寒冷，夏天的冷氣 / 風扇等）嗎？	4（很少）
您能適應外界自然和社會環境變化嗎？	3（有時）
您容易失眠嗎？	5（沒有）
您容易忘事（健忘）嗎？	4（很少）

原始分數 = 各個題目的分數相加，即 32 分

轉化分數 = 〔（原始分數 - 題目數）/（題目數 × 4）〕× 100

= 〔（32 - 8）/（8 × 4）〕× 100

= 75 分

陳小姐在平和質項目中取得 75 分。

🌸 平和質與偏頗體質判定標準表

體質類型	條件	判定結果
平和質	轉化分數等如或高於 60 分，及其他 8 種體質轉化分數均低於 30 分	是
	轉化分數等如或高於 60 分，及其他 8 種體質轉化分數均低於 40 分	基本是
	不滿足上述條件者	否
偏頗體質	轉化分等如或高於 40 分	是
	轉化分數於 30 至 39 之間	傾向是
	轉化分數低於 30	否

🌸 例子 1：陳小姐各體質類型轉化分數如下：

平和質	氣虛質	陽虛質	陰虛質	痰濕質	濕熱質	血瘀質	氣鬱質	特稟質
75	56	27	25	12	15	20	18	10

雖然平和質轉化分高於 60 分，但其他 8 種體質轉化分並未全部低於 40 分，其中氣虛質轉化分高於 40 分，所以不能判定陳小姐為平和質，應判定為是<u>氣虛質</u>。

🌸 例子 2：李小姐各體質類型轉化分數如下：

平和質	氣虛質	陽虛質	陰虛質	痰濕質	濕熱質	血瘀質	氣鬱質	特稟質
75	16	27	32	25	25	10	18	10

李小姐的平和質轉化分和陳小姐一樣，都是高於 60 分，而陰虛質轉化分在 30 至 39 之間，可以判定為陰虛質傾向，所以判定李小姐的體質結果<u>基本是平和質，有陰虛質傾向</u>。

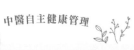

平和質與偏頗體質測試表

平和質

請根據**近一年**的體驗和感覺，回答以下問題：	沒有 (根本無)	很少 (有一點)	有時 (有些)	經常 (相當)	總是 (非常)
1. 您體力充沛嗎？	1	2	3	4	5
2. 您容易疲乏嗎？	5	4	3	2	1
3. 您說話聲音低弱無力嗎？	5	4	3	2	1
4. 您感覺胸悶不樂，情緒低沉嗎？	5	4	3	2	1
5. 您比一般人耐受不了寒冷（冬天是寒冷，夏天的冷氣／風扇等）嗎？	5	4	3	2	1
6. 您能適應外界自然和社會環境變化嗎？	1	2	3	4	5
7. 您容易失眠嗎？	5	4	3	2	1
8. 您容易忘事（健忘）嗎？	5	4	3	2	1
判斷結果： □是　　□基本是　　□否					

氣虛質

請根據**近一年**的體驗和感覺，回答以下問題：	沒有 (根本無)	很少 (有一點)	有時 (有些)	經常 (相當)	總是 (非常)
1. 您容易疲乏嗎？	1	2	3	4	5
2. 您容易氣短（呼吸短促，喘不上氣）嗎？	1	2	3	4	5
3. 您容易心慌嗎？	1	2	3	4	5
4. 您容易頭暈或站起時眩暈嗎？	1	2	3	4	5
5. 您比別人容易患感冒嗎？	1	2	3	4	5
6. 您喜歡安靜，懶得說話嗎？	1	2	3	4	5
7. 您說話聲音低弱無力嗎？	1	2	3	4	5
8. 您活動量稍大就容易出虛汗嗎？	1	2	3	4	5
判斷結果： □是　　□傾向是　　□否					

陽虛質

請根據**近一年**的體驗和感覺，回答以下問題：	沒有 (根本無)	很少 (有一點)	有時 (有些)	經常 (相當)	總是 (非常)
1. 您手腳發涼嗎？	1	2	3	4	5
2. 您胃脘部、背部、腰膝部怕冷嗎？	1	2	3	4	5
3. 您感到怕冷，衣服比別人穿得多嗎？	1	2	3	4	5
4. 您比一般人受不了寒冷（冬天的寒冷，夏天的冷氣/風扇等）嗎？	1	2	3	4	5
5. 您比別人更容易患感冒嗎？	1	2	3	4	5
6. 您吃喝涼的東西會感到不舒服或者怕吃喝涼的東西嗎？	1	2	3	4	5
7. 您受涼或吃喝涼的東西後，容易腹瀉嗎？	1	2	3	4	5
判斷結果： □是 □傾向是 □否					

陰虛質

請根據**近一年**的體驗和感覺，回答以下問題：	沒有 (根本無)	很少 (有一點)	有時 (有些)	經常 (相當)	總是 (非常)
1. 您感到手腳心發熱嗎？	1	2	3	4	5
2. 您感覺身體、臉上發熱嗎？	1	2	3	4	5
3. 您皮膚或口唇乾嗎？	1	2	3	4	5
4. 您口唇的顏色比一般人紅嗎？	1	2	3	4	5
5. 您容易便秘或大便乾燥嗎？	1	2	3	4	5
6. 您面部兩頰潮紅或偏紅嗎？	1	2	3	4	5
7. 您感到眼睛乾澀嗎？	1	2	3	4	5
8. 您感到口乾咽燥，總想喝水嗎？	1	2	3	4	5
判斷結果： □是 □傾向是 □否					

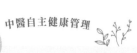
痰濕質

請根據**近一年**的體驗和感覺，回答以下問題：	沒有 (根本無)	很少 (有一點)	有時 (有些)	經常 (相當)	總是 (非常)
1. 您感到胸悶或腹部脹滿嗎？	1	2	3	4	5
2. 您感覺身體沉重不輕鬆或不爽快嗎？	1	2	3	4	5
3. 您腹部肥滿鬆軟嗎？	1	2	3	4	5
4. 您有額部油脂分泌多的現象嗎？	1	2	3	4	5
5. 您上眼瞼比別人腫（上眼瞼有輕微隆起的現象）嗎？	1	2	3	4	5
6. 您嘴裏有黏黏的感覺嗎？	1	2	3	4	5
7. 您平時痰多，特別是感到咽喉部總有痰堵着嗎？	1	2	3	4	5
8. 您舌苔厚膩或有舌苔厚厚的感覺嗎？	1	2	3	4	5
判斷結果：　□是　　□傾向是　　□否					

濕熱質

請根據**近一年**的體驗和感覺，回答以下問題：	沒有 (根本無)	很少 (有一點)	有時 (有些)	經常 (相當)	總是 (非常)
1. 您面部或鼻部有油膩感或者油亮發光嗎？	1	2	3	4	5
2. 您臉上容易生痤瘡或皮膚容易生膿瘡嗎？	1	2	3	4	5
3. 您感到口苦或嘴裏有異味嗎？	1	2	3	4	5
4. 您大便有黏滯不爽，有解不盡的感覺嗎？	1	2	3	4	5
5. 您小便時尿道有發熱感、尿色濃（深）嗎？	1	2	3	4	5
6. 請女性回答 —— 您帶下色黃（白帶顏色發黃）嗎？ 請男性回答 —— 您的陰囊部位潮濕嗎？	1	2	3	4	5
判斷結果：　□是　　□傾向是　　□否					

血瘀質

請根據**近一年**的體驗和感覺，回答以下問題：	沒有 （根本無）	很少 （有一點）	有時 （有些）	經常 （相當）	總是 （非常）
1. 您的皮膚在不知不覺中會出現青紫瘀斑（皮下出血）嗎？	1	2	3	4	5
2. 您兩顴部有細微紅絲嗎？	1	2	3	4	5
3. 您身上有哪裏疼痛嗎？	1	2	3	4	5
4. 您面色晦黯或容易出現褐斑嗎？	1	2	3	4	5
5. 您容易有黑眼圈嗎？	1	2	3	4	5
6. 您容易忘事（健忘）嗎？	1	2	3	4	5
7. 您口唇顏色偏黯嗎？	1	2	3	4	5
判斷結果：　□是　　□傾向是　　□否					

氣鬱質

請根據**近一年**的體驗和感覺，回答以下問題：	沒有 （根本無）	很少 （有一點）	有時 （有些）	經常 （相當）	總是 （非常）
1. 您感到悶悶不樂、情緒低沉嗎？	1	2	3	4	5
2. 您精神緊張、焦慮不安嗎？	1	2	3	4	5
3. 您多愁善感、感情脆弱嗎？	1	2	3	4	5
4. 您容易感到害怕或受到驚嚇嗎？	1	2	3	4	5
5. 您脅肋部或乳房脹痛嗎？	1	2	3	4	5
6. 您會無緣無故歎氣嗎？	1	2	3	4	5
7. 您咽喉部有異物感，且吐之不出，咽之不下嗎？	1	2	3	4	5
判斷結果：　□是　　□傾向是　　□否					

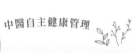
特稟質					
請根據**近一年**的體驗和感覺，回答以下問題：	沒有 （根本無）	很少 （有一點）	有時 （有些）	經常 （相當）	總是 （非常）
1. 您沒有感冒時也會打噴嚏嗎？	1	2	3	4	5
2. 您沒有感冒時也會鼻癢、流鼻涕嗎？	1	2	3	4	5
3. 您有因季節變化、溫度變化或異味等原因而咳喘的現象嗎？	1	2	3	4	5
4. 您容易過敏（對藥物、食物、氣味、花粉、季節交替、氣候變化時）嗎？	1	2	3	4	5
5. 您的皮膚易起蕁麻疹（風團、風疹塊、風疙瘩）嗎？	1	2	3	4	5
6. 您的皮膚因過敏出現過紫癜（紫紅色瘀點、瘀斑）嗎？	1	2	3	4	5
7. 您的皮膚一抓就紅，並出現抓痕嗎？	1	2	3	4	5
判斷結果： □是　　□傾向是　　□否					

結論：

你的體質屬於 ＿＿＿＿＿ 質 / ＿＿＿＿＿ 質並有 ＿＿＿＿＿ 質傾向。

小貼士

可以每年做一次體質測試，看看自己的體質有沒有大改變。

不同體質的養生原則

平和質	總體特徵	先天稟賦良好，後天調養得當。以體態適中，面色紅潤，精力充沛為主要特徵。
	特點	• 形體勻稱健壯，面色膚色潤澤，頭髮稠密有光澤。 • 精力充沛，性格隨和開朗。 • 患病較少，對外界環境變化適應能力強。
	養生原則	宜健脾和胃，注意四氣五味調和，四時季節調補，維持身體的平衡。

氣虛質	總體特徵	由於元氣不足，以疲乏、氣短、自汗等氣虛表現為主要特徵。
	特點	• 肌肉鬆軟不實。 • 容易疲乏，容易氣短，活動量稍大就容易出虛汗。 • 舌淡紅，舌邊有齒痕。 • 喜歡安靜、懶得説話，説話聲音低弱無力。 • 不耐受風、寒、暑、濕邪；比別人容易患感冒。
	養生原則	宜健脾益氣，不宜耗氣滋膩。
	建議食材	• **食宜健脾益氣**：如大米、小米、南瓜、紅蘿蔔、山藥、大棗、香菇、蓮子、白扁豆、黃豆、豆腐、雞肉、雞蛋、鵪鶉（蛋）、牛肉等。 • **可選藥材**：黃芪、黨參、山藥、白朮、茯苓、甘草、大棗等。 • **不宜耗氣滋膩**：盡量少吃或不吃檳榔、生白蘿蔔等耗氣的食物。不宜多食生冷苦寒、辛辣燥熱的食物。

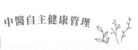
陽虛質	總體特徵	由於陽氣不足，以畏寒怕冷、手足不溫等虛寒現象為主要特徵。
	特點	• 肌肉鬆軟不實。 • 怕冷，手腳發涼，喜熱飲食，精神不振。 • 舌淡胖嫩。 • 性格多內向、沉靜。 • 耐夏不耐冬，易感風、寒、濕邪。
	養生原則	宜溫補脾腎陽氣，不宜生冷苦寒。
	建議食材	• **食宜甘溫**：牛肉、肉桂、生薑、龍眼等。 • **可選藥材**：桂枝、菟絲子、巴戟天、杜仲、乾薑、桂圓等。 • **不宜生冷、苦寒、黏膩食物**：螃蟹、苦瓜、西瓜、綠茶等。
陰虛質	總體特徵	由於體內津液精血等虧少，以口燥咽乾、手足心熱等虛熱表現為主要特徵。
	特點	• 體形偏瘦。 • 皮膚乾燥，感到手腳心發熱，面部兩顴潮紅或偏紅。 • 舌紅少津，總想喝水；容易便秘或大便乾燥。 • 性格急躁，外向好動，活潑。 • 耐冬不耐夏；不耐受暑、熱、燥邪。
	養生原則	宜滋陰甘潤，不宜溫燥辛辣。
	建議食材	• **食宜滋陰甘潤**：如鴨肉、豬瘦肉、黑芝麻、桑椹、蜂蜜、梨、馬蹄、甘蔗、百合、海蜇、雪耳（銀耳）、燕窩、海參等。 • **可選藥材**：熟地黃、百合、桑椹、女貞子等。 • **不宜溫燥辛辣**：如羊肉、韭菜、茴香、辣椒、葵花子、荔枝、龍眼等。

痰濕質	總體特徵	由於水液內停而痰濕凝聚，以形體肥胖、腹部肥滿、口黏苔膩等痰濕表現為主要特徵。
	特點	• 體形肥胖，腹部肥滿鬆軟，感到身體沉重不輕鬆。 • 面部皮膚油脂分泌較多，多汗且黏，胸悶痰多，上眼瞼比別人腫。 • 嘴裏有黏黏的感覺，舌苔厚膩。 • 性格偏溫和，穩重，多善於忍耐。 • 對梅雨季節及濕重環境適應能力差。
	養生原則	宜健脾化濕，不宜肥甜油黏（膩），不宜進食過飽。
	建議食材	• **食宜健脾化濕：**如海帶、紫菜、冬瓜、白蘿蔔、薏苡仁、赤小豆、荷葉、枇杷葉、洋葱、生山楂、鯽魚、鯉魚等。 • **可選藥材：**陳皮、茯苓、薏苡仁、山楂等。 • **不宜肥甜油黏（膩）：**如肥肉、油炸食品等；吃飯不宜過飽。
濕熱質	總體特徵	由於濕熱內蘊，以面垢油光、口苦、苔黃膩等濕熱表現為主要特徵。
	特點	• 體形中等或偏瘦。 • 面部或鼻部有油膩感，易生痤瘡或瘡癤，大便黏滯不爽，小便時有灼熱感。 • 感到口苦或嘴裏有異味；舌質偏紅，苔黃膩。 • 容易心煩急躁。 • 對夏末秋初濕熱氣候，濕重或氣溫偏高環境較難適應。
	養生原則	宜清利化濕，不宜辛溫助熱。
	建議食材	• **食宜清利化濕：**如綠豆（芽）、綠豆糕、綠茶、芹菜、青瓜、苦瓜、西瓜、冬瓜、薏苡仁、赤小豆、馬齒莧等。 • **可選藥材：**黃芩、黃連、黃柏、薏苡仁、菊花、金銀花等。 • **不宜辛溫助熱：**少食羊肉、動物內臟等肥厚油膩之品，以及韭菜、生薑、辣椒、胡椒、花椒及火鍋、油炸、燒烤等辛溫助熱的食物。

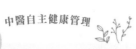
	總體特徵	體內有血液運行不暢，以膚色晦暗、舌質紫暗等血瘀表現為主要特徵。
血瘀質	特點	• 胖瘦均見。 • 皮膚常在不知不覺中出現烏青或青紫瘀斑（皮下出血），容易有黑眼圈，肌膚乾燥，身上固定疼痛。 • 口唇顏色偏暗，舌質暗瘀斑，或舌下絡脈青紫。 • 易煩，健忘。 • 不耐受寒邪。
	養生原則	宜調暢氣血，不宜收澀寒涼。
	建議食材	• **食宜調暢氣血：** 如生山楂、玫瑰花、桃仁（花）、黑豆、油菜、洋葱、醋等。 • **可選藥材：** 丹參、赤芍、當歸、玫瑰花等。 • **不宜收澀寒涼：** 如烏梅、柿子、石榴、苦瓜、花生米，以及高脂肪、高膽固醇、油膩食物，如蛋黃、蝦、豬頭肉、乳酪等。

	總體特徵	由於氣機鬱滯，以神情抑鬱、憂慮脆弱等氣鬱表現為主要特徵。
氣鬱質	特點	• 形體瘦者為多。 • 神情抑鬱、情感脆弱，煩悶不樂，肋脅部或乳房脹痛。 • 舌淡紅，苔薄白。 • 性格內向不穩定，敏感多慮。 • 對精神刺激適應能力較差；不適應陰雨天氣。
	養生原則	宜理氣解鬱，少收斂酸澀。
	建議食材	• **食宜理氣解鬱：** 如金針菜、菊花、玫瑰花、茉莉花、大麥、柑橘、柚子等。 • **可選藥材：** 柴胡、陳皮、川芎、香附、當歸、薄荷等。 • **少食收斂酸澀：** 如石榴、烏梅、青梅、楊梅、士多啤梨、楊桃、酸棗、李子、檸檬、南瓜、泡菜等。

特稟質	總體特徵	由於稟賦不耐，以易有過敏反應為主要特徵。
	特點	• 一般無特殊形體特徵。 • 容易過敏（藥物、食物、氣味、花粉、季節等）。 • 易打噴嚏、鼻塞、流鼻涕，易出現蕁麻疹、哮喘、過敏性紫癜，皮膚易見抓痕。 • 對外界適應能力差。
	養生原則	飲食宜清淡，營養均衡，避免食用「發物」及致敏食物。
	建議食材	• **食宜益氣固表：** 如山藥、黃芪、紅棗、蜂蜜等。飲食宜均衡清淡、粗細搭配適當、葷素配伍合理。 • **可選藥材：** 黃芪、防風、白朮、辛夷、靈芝等，視乎個別過敏體質者的症狀。 • **不食含致敏物質的食品及「發物」。** 忌生冷、辛辣、肥甘油膩及各種發物，如酒、魚、蝦、蟹、辣椒、肥肉、濃茶、咖啡等。

二 順着時節去養生

除了要順着體質去養生外，順着時節養生都很重要。中醫養生要點之一是四季養生 ——「人以天地之氣生，四時之法成」。四時氣候變化及季節交替，對人體的生理功能產生一定影響。所以要根據不同季節氣候的特點進行調養，以維持體質平和，防止疾病的發生。

常見食物的季節宜忌表可參考本書附錄。

春日養生宜養肝補脾

春屬少陽之氣，是指春天的陽氣能生發萬物，但是未算十分強大，程度較緩和。春季包含立春、雨水、驚蟄、春分、清明和穀雨六個節氣，氣候變化大，會出現乍暖乍寒、潮濕多雨情況，加上人體肌表腠理開始變得疏鬆，對於外邪的抵抗能力有所減弱，較易感染風寒。所以春天多見上呼吸道感染、氣管炎、肺炎等呼吸系統疾病。體質屬氣鬱質、特稟質人群應特別注意保健，可以適量食性味微辛微溫的食物，幫助陽氣升發，例如蔥、蒜、韭菜等。

中醫認為「春氣與肝相應」，是指春季氣候特點與人體肝臟密切相關，所以春天養生應以養肝為主。肝功能正常，人的氣機就會通暢，氣血就會和諧，各個臟腑的功能也能維持正常。飲食宜清淡，以平補為主，應適當多吃些柔肝養肺的食品。

例如薺菜能利肝氣和中；山藥（香港習稱「淮山」）可以健脾補肺，改善人體消化功能，增強體質；菠菜更為春天應時蔬菜，具有滋陰潤燥、舒肝養血等作用，對春季因肝陰不足所致的高血壓、頭暈、糖尿病、貧血等都有較好的輔助治療作用。

燥濕健脾最佳拍檔

春天天氣尤其潮濕，不少人覺得自己濕重就要喝涼茶祛濕。先別論體質是否適合喝涼茶，若單以喝涼茶祛濕是治標不治本的。《黃帝內經‧素問》指出：「諸濕腫滿，皆屬於脾」，意指水濕滯留而出現浮腫脹滿的症狀，多與脾的運化有關。脾胃在人體整個水液的疏泄流動過程中處於一個樞紐位置，尤如一個齒輪去運化體內的水濕。所以要祛濕先要保持脾胃運健。

在中醫藥上有最佳拍檔的概念，稱為「藥對」，指兩味相互依賴或者相互制約的中藥一起使用可以增強療效。例如茯苓與白朮、桑葉與菊花、金銀花與連翹、黃芪與白朮、杜仲與桑寄生、熟地黃與當歸都是常見的藥對。

想健脾祛濕，可以用「茯苓與白朮」這對藥對。

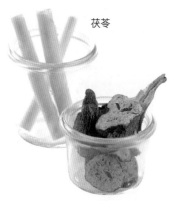

茯苓

茯苓，又名雲苓，因為雲南出產的茯苓質素佳，因此茯苓常被稱為雲苓。茯苓性平，味甘淡，能利水滲濕，健脾和寧心。白朮性溫，味苦、甘，有補氣健脾，燥濕利水，止汗，安胎的功效。兩者合用能夠增強燥濕健脾作用。

白朮

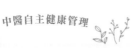
茯苓白朮春日健脾祛濕湯（2-4 人份量）

材料： 茯苓 15 克、白朮 15 克、黨參 30 克、山藥 30 克、白扁豆 15 克、赤小豆 15 克、薏苡仁 15 克、蜜棗 2 個

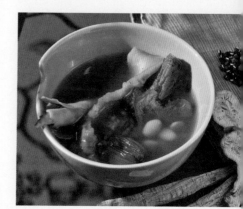

製法：
1. 將所有材料沖洗乾淨。
2. 所有藥材（蜜棗除外）用清水浸泡 15 分鐘。
3. 將所有已浸泡的藥材置鍋內，加 15 碗水，大火煮開後，加入蜜棗，轉小火煲 1.5 小時。
4. 可加已汆水的瘦肉同煲。

蘋常生活小貼士

部分人士進食豆類後可能會有脹氣或胃部不適，這是因為豆類含有不易消化的寡糖，進入大腸時會被腸道中的細菌發酵，產生氣體，導致脹氣和不適感。要減少脹氣，可以在烹煮前先將豆浸泡一夜，在烹煮前沖水後才使用，這樣就可以減少豆類的寡糖含量。

緩解疲倦除濕穴位

要祛濕，除了在飲食上忌寒涼及甜食、油膩，以減少身體積濕之外，透過穴道按摩也可以幫助排除濕氣。

承山穴位於小腿後面，小腿肚下方正中，伸直小腿或上提足跟時呈現尖角狀凹陷處。它是最有效的祛除人體濕氣的穴位。承山穴在足太陽膀胱經上，而足太陽膀胱經

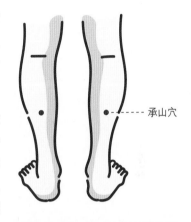

承山穴

主人體一身之陽氣，點按承山穴可以振奮人體陽氣，起到**祛除濕邪，振奮精神，緩解疲勞**的作用。揉按承山穴時可能會有明顯酸脹痛感，這是因為體內有濕，所以開始只能輕輕地按揉，以感覺到酸脹微痛為宜，之後再按身體能承受的力度逐步調節。

蘋常生活小貼士

每天早上睡醒時，將雙腿伸到床外，讓承山穴恰好擱在床邊，雙腿左右晃動，便可以方便地按摩承山穴。若遇上腿抽筋，腰腿痛，也可以按承山穴幫助舒緩。

春夏轉季宜養肺

每到春夏轉季交界，便開始踏入「冷氣季節」。如果一向脾虛又有久咳，出入冷氣場所，氣管容易敏感的人士，就要注意養肺。

中醫認為，心為「君主之官」，肺為「相傳之官」，是指肺如同一朝宰相，輔佐着統領五臟六腑的大王，亦即是心，可見肺臟位高權重。肺負責調治全身氣機運行和水液代謝。肺的保養是指保持肺氣充足，清輕及運行順暢，就可以發揮抵禦外邪，調理氣機和通調水道的作用。

肺主皮毛，上通鼻竅，所以和外界環境關係緊密，對氣候環境變化相當敏感。但是在中醫學上，肺亦為嬌臟，指肺部是容易受外邪侵襲的臟器。肺既惡燥，又怕寒，它外合皮毛，主呼吸，與外在環境直接接觸。當外邪不論是從口鼻吸入，還是從皮膚侵襲，都容易犯肺而致病。

肺功能差，即中醫角度所説的**肺氣虛**，常見於：

- 皮膚差，長暗瘡。《黃帝內經》記載，「肺主皮毛」，肺可以將水液輸送至皮膚及毛髮。如果肺氣虛，無法將水分正常地從皮毛散發，皮膚就會乾燥和瘙癢。
- 大便乾燥，經常便秘。中醫學的「肺與大腸相表裏」是指肺和大腸互相影響，肺氣不宣會直接影響大腸蠕動。若本身飲水量不足，身體就會處於缺水狀態，形成便秘。
- 鼻炎症狀頻生，肺氣差亦多見有流鼻水、鼻塞、噴嚏等症狀。中醫學提及「肺開竅於鼻」，肺之經脈與鼻相連，肺的生理狀況直接影響鼻子的功能。

日常養肺注意事項

- 肺作為人體的「氣之主」，以氣為本，氣行則健，氣鬱則病。所以養肺要有適量的運動，尤其多進行深呼吸鍛練，使氣血保持流通。
- 養肺亦要注意避風寒，天熱不要過度貪涼飲冷，氣溫降低或者進入冷氣房時要及時添加衣物，尤其是背部不能受寒。
- 保持室內通風，保護呼吸道。有需要時開空氣清新機，若到有空氣污染的地方要戴口罩。

　　除了茯苓與白朮外，沙參與麥冬都是常用的藥對。平日肺氣虛，時有氣管敏感，易疲倦的人士，可以用沙參與麥冬煲湯補肺氣。

沙參麥冬補肺氣湯（2-4 人份量）

材料：北沙參 12 克、麥冬 10 克、桑葉 6 克、玉竹 12 克、白扁豆 15 克、百合 30 克

製法：
1. 將所有材料沖洗乾淨。
2. 所有藥材用清水浸泡 15 分鐘。
3. 將所有已浸泡的藥材置鍋內，加 15 碗水，大火煮開後，轉小火煲 1.5 小時。
4. 可加已汆水的瘦肉同煲。

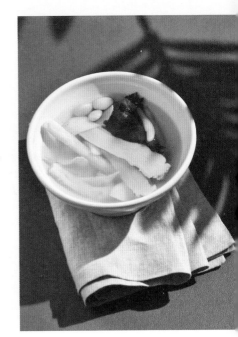

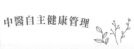
佘醫師飲食小貼士

有時間的話，可以多食用鷓鴣。鷓鴣被譽為「平民山珍」，肉厚骨細，營養豐富，含豐富蛋白質及氨基酸，有助保護心臟和止咳，甚至有「一鴣頂九雞」之說。鷓鴣補而不燥，有強身健體，健脾、固肺、化痰功效。在超級市場買急凍鷓鴣後，可以再連同家常湯料例如山藥、蓮子、雪耳同煲，健脾胃、潤肺補肺又清甜美味。

夏日熱辣辣要行氣利濕

夏日熱辣辣，包含立夏、小滿、芒種、夏至、小暑和大暑六個夏季節氣。雖然從字面上來看「夏至」指炎熱夏天來臨，亦是一年中白天最漫長、夜晚最短暫的一天，但是原來夏至還未算最熱。古人有云「熱在三伏」，在三伏天時期地面累積熱量達到最高峰，天氣就最熱。

「三伏」是「初伏」、「中伏」和「末伏」的總稱。由夏至後開始計算的第三個庚日是初伏，第四個庚日為中伏，末伏則是立秋之後的第一個庚日，所以「三伏」大約在每年 7 月中旬至 8 月中下旬左右，也是全年最熱的日子。而「庚日」是指中國的干支記日法中帶庚的日子，中國古代以十日為一旬，並分別配上甲、乙、丙、丁等十天干。其中第七日為庚日，因此庚日便是每旬的第七日[1]。

三伏天最適合冬病夏治

時常聽到的「三伏天天灸」是指分別在初伏、中伏和末伏三個時段，在人體特定的穴位上貼特製的辛溫助陽藥餅，通過藥物和穴位的共同作用，幫助我們溫補體內陽氣，提升免疫力。中醫理論認為「庚日」與「肺」在五行中都屬於「金」，因此肺部的疾病在庚日作治療效果最好。所以三伏天天灸對於防治慢性支氣管炎、哮喘、鼻敏感、氣管敏感都很有療效。

1　香港天文台 https://www.hko.gov.hk/tc/index.html

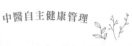
三伏天時期亦可以用健脾
補肺、行氣利濕的**五指毛桃煲
湯**。五指毛桃是常見的藥食兩
用材料，藥用能健脾補肺、行氣
利濕，亦有舒筋活絡的療效，常用於
治療脾虛浮腫、肺虛咳嗽、風濕痹痛等。

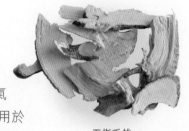

五指毛桃

名為五指毛桃是由於它的掌狀葉裂片形如五根手指，果實則狀似
「毛桃」而得名。五指毛桃亦有南芪、土黃芪之稱，有補氣功效，
但無黃芪之溫燥峻猛之力，對廣東沿岸的人飲用較適合。

五指毛桃亦可作為全家都適合的煲湯食材，煲五指毛桃湯的
時候會散發出濃郁的椰子香味，令人食指大動！平日可以預先準
備五指毛桃、山藥、南杏、金絲棗等材料做「湯膽」，再按喜好
加入紅蘿蔔、粟米、栗子乾、腰果或瘦肉一同煲便可以了。喝五
指毛桃湯配合天灸治療，有加強補足陽氣的作用。

🌼 五指毛桃健脾補氣湯（2-4 人份量）

材料： 五指毛桃 30 克，麥冬
12 克，南杏 12 克，雪
梨乾 15 克，陳腎乾 4
個，山藥 30 克

製法： 1. 將所有材料沖洗乾淨。
2. 所有藥材用清水浸泡
15 分鐘。
3. 將所有已浸泡的藥材
置鍋內，加 15 碗水，
大火煮開後，轉小火煲 1.5 小時。
4. 可加已汆水的瘦肉同煲。

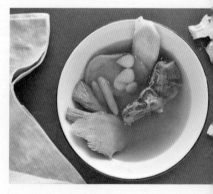

秋日養生要潤燥

立秋是進入秋季的初始，在每年 8 月 7 至 9 日之間，意味着秋季即將來臨，並緊接着處暑、白露、秋分、寒露和霜降五個秋天的節氣。

《黃帝內經·素問·四氣調神大論》說：「收斂神氣，使秋氣平，無外其志，使肺氣清，此秋氣之應，養收之道也。」是指踏入秋天，自然界的陽氣已經開始收斂，所以人體的陽氣也應該收斂，使自己的氣血平調。秋在五行應肺，所以秋季收斂神氣而不外露，可使肺氣清肅。

入秋後天氣轉涼，空氣的相對濕度逐漸下降，天氣變得乾燥，容易耗氣傷陰，出現口乾舌燥、乾咳、過敏性咳嗽、喉嚨痛、感冒和皮膚瘙癢等問題，這些又稱為「秋燥」症狀。同時亦要留意入秋初期，早晚氣溫較涼，但到白天氣溫仍然較高，中午在街上走一趟定會汗流浹背，室內外冷氣燥風相互交替，日夜溫差大，稍不留神便容易着涼。所以立秋也有「秋老虎」之稱，應小心因又涼又熱而容易感冒。

秋天養生要潤肺養陰。肺主呼吸和皮膚，有調節毛孔開合及全身水液代謝、協助心臟推動血液循環的作用。皮膚是人體的表面組織，與肺的關係密切，負責防禦外邪。人體若肺氣足夠，皮膚就會潤澤；而毛孔開合正常，則可有效保護身體，免受外邪入侵。

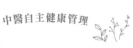
秋日潤燥食材

秋燥易傷肺損津，所以飲食上要注意滋陰潤燥。中醫理論中白色入肺，白色食物有助於益氣行氣，能夠滋陰潤燥，例如白木耳、百合、雪梨、山藥、蓮子、雪耳、蜂蜜等。平時除了要多喝水，保持滋潤以外，亦要避免進食過多的辛辣食物，以免加重秋燥症狀。

在防秋燥食物中，蜂蜜和雪梨是不錯的配搭。

蜂蜜性平味甘，有補脾肺氣、潤肺止咳、潤腸通便的功效，也能增加皮膚的光澤度。但謹記甜食會加重體內濕氣，本身為痰濕體質、經常多痰咳嗽或有水腫問題的人士，以及一歲以下的小童不宜食用蜂蜜。

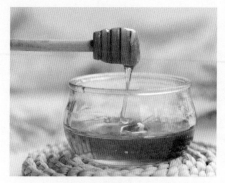

蜂蜜

佘醫師飲食小貼士

每年由「白露」中秋至「大寒」的過年前，都是飲用蜂蜜的最佳時間。建議每晚持之以恆，喝一小杯蜂蜜，這樣既能補充身體的水分，又可養生、抗衰老，防止因秋燥引起的咳嗽與便秘等不適症狀。

雪梨自古被稱為「百果之宗」，
含水量豐富，能夠潤肺止咳、清熱
解毒，對於秋燥引起的口乾、咳嗽、
便秘等症狀，都有不錯的舒緩效果。
此外，鮮榨雪梨汁清潤養喉，是很多老
師、銷售人員保護嗓音的養聲良方。但需注
意雪梨性質寒涼，不宜一次食用過多，否則反而
會傷及脾胃，本身脾胃虛寒的人士更應注意。

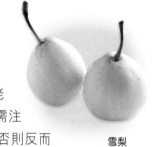
雪梨

除了分別食用蜂蜜和雪梨外，更可將其入饌烹調成美味滋潤
的糖水。

🌸 蜂蜜燉雪梨

材料：雪梨 2 個，蜂蜜 2 湯匙

製法：1. 雪梨洗淨，切去頂部留用，挖出梨瓤，備用。

2. 蒸鍋加水，雪梨放到碗裏或者盤子中，每個梨的空心裏
加入蜂蜜，或加 1-2 粒枸杞亦可，並蓋上雪梨頂部作蓋。

3. 蓋上鍋蓋，蒸大約 40 分鐘左右便可。

冬日提升保暖力

冬季包含了立冬、小雪、大雪、冬至、小寒和大寒六個冬季節氣，小寒更是一年中最寒冷的節氣。在中醫角度，陰盛則寒，寒邪可傷陽氣，令身體出現畏寒、手腳冰冷等症狀。寒邪若影響脾胃，會導致肚痛、肚瀉、嘔吐；若傷及肺部，更可能出現感冒、咳嗽、氣管敏感等問題。不想冷病，就要在寒流來襲前調好體質，提高體溫調節能力。

保暖養生可以從「食得好、暖得對、動得夠」三方面着手。

食得好

要保暖，除了要少吃冰凍寒涼食物之外，食得好和食得對都很重要。冬天陰氣極盛、陽氣潛伏，萬物生機閉藏，人體新陳代謝較為緩慢，需要養精蓄銳以預備春天的生機。因此，冬天飲食應以溫腎補陽為主，宜熱食，忌黏硬、生冷之物，以避免傷臟腑之陽氣。

同時，人體在進食後會產生**攝食產熱效應**，是指身體在攝取食物後，食物要經過咀嚼、消化、吸收、代謝等過程才能轉化為身體能運用的能量。在這個運作過程中，都要消耗體內的能量並產生熱能，再以體溫的形式散發，亦即是飲食會直接影響體溫！在三大營養素中，蛋白質的攝食產熱效應最高，醣類排第二，脂類排第三。能看得到食材原貌的原型食物的攝食產熱效應，亦比精製加工食物高。所以食得好，包括多吃原型食物、攝取充足的優質蛋白質等，有助提高攝食產熱效應，幫助維持正常體溫。優質蛋白質主要可以從羊肉、豬肉、雞肉、魚肉中攝取。

冬日促進血氣循環、溫暖身體的食物

- **羊肉**性溫燥，味甘，具補中益氣、開胃健力、益腎氣等功效，可補精血、益勞損，適合虛寒體質人士在冬天進補，能緩和腰痛、怕冷、腹部陰寒等問題。若身體不適者，例如出現感冒、發燒、水腫、高血壓等症狀，或患有皮膚問題人士則不宜食用。

- **薑**性溫，味辛，有排汗、止嘔解毒的功效。它有很好的藥用價值，驅寒效果極佳，能加速血液循環，提升體溫，有助改善手腳冰冷、舒緩輕微感冒的症狀。注意虛火旺盛、盜汗身虛、目赤內熱者不宜食用。此外，孕婦的體質偏燥熱，所以在懷孕期間也不建議大量食用。

- **栗子**性溫，味甘，入脾、胃、腎三經，能養胃健脾、補腎強筋、活血止血，更有止咳化痰的作用。栗子是冬天的當造食物，含有豐富的碳水化合物，能給予人體熱能，具有保暖的功效。但是要注意栗子的碳水化合物和糖分含量不低，減肥人士、糖尿病和消化不良人士不宜過量食用。

冬天天氣雖然寒冷，但是在飲食上不要盲目大補，要視乎體質、年齡及身體狀況去選擇食材。推薦大家可以在冬天飲用健脾平補的「黨參四神健脾湯」。脾胃功能好有助吸收營養，增強抵抗力。山藥、蓮子、芡實和茯苓是中醫著名的健脾食方「四神湯」。四位「神仙」匯集有健脾、養顏、降燥等多種益處。在四神材料外再加性平味甘，補中益氣的黨參更可以增加養生功效。

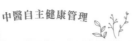

知多點

相傳「四神湯」來源自清朝，當乾隆皇帝下江南時，隨伺在旁的四位大臣由於日夜操勞，加上舟車勞頓、水土不服，因此相繼病倒。後來服下「蓮子、芡實、山藥、茯苓等量燉豬肚」的藥方後，四位大臣果然立即痊癒。之後這道能醫好四位大臣的食療方就在民間廣為流傳，後來更以訛傳訛而成為了「四神湯」。

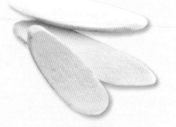

山藥
性平味甘，有補脾益胃，
補中益氣的功效。

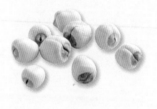

蓮子
性平味甘，有補脾益腎，
養心安神之效。

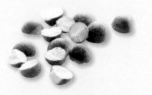

芡實
性平味甘，有益腎固精，
健脾止瀉的功效。

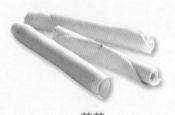

茯苓
性平味甘淡，有利水滲濕，
健脾安神的功效。

在寒冬驅寒的同時，亦可飲用紫蘇葉生薑茶預防冬季流感。

中醫認為，紫蘇葉具有很好的行氣和胃以及解表散寒的作用，如果身體出現噁心想吐或者風寒感冒的情況，就可以服用紫蘇葉。紫蘇葉再配上生薑更可以幫助排汗，祛風散寒等，絕對是發冷怕風人士的理氣健胃的好幫手。

紫蘇葉生薑茶

材料： 紫蘇葉 5 克，生薑 3 片
製法： 將以上材料放入杯中，
　　　　以熱開水沖泡，加蓋焗
　　　　泡 20 分鐘，即可飲用。
注意： 體質偏熱或有風熱感冒
　　　　人士不宜飲用。

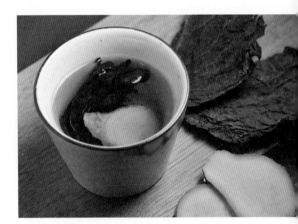

暖得對

身體有六大部位負責控制和協調身體機能運作，包括後頸、肩膊、背部、肚臍、膝頭及足底。不單在冬天，一年四季進出溫差大的地方時，都要好好保護這六大保溫部位。

位於後頸的大椎穴有暖身最強穴之稱，中醫稱此穴為「諸陽之會」，是補陽氣大穴。當精神欠佳、肩頸痛、受寒作病，渾身不是勁的時候，可以用風筒暖風吹、用發熱暖貼或熱毛巾敷大椎穴，原理是靠熱力促進血液循環和幫助保暖。

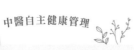
平日外出可帶備薄圍巾，如果
遇正冷氣風口位或是入夜翻風，就
正好可以用薄圍巾圍頸避免大椎穴
受寒。

大椎穴不難找，只要低頭，摸
到頸椎最高突起處下方的凹陷位就
是大椎穴。

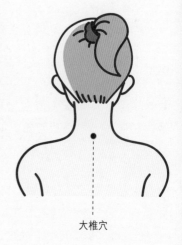

大椎穴

動得夠

平日多做運動固然重要，但是如果平日上班或上學需要久坐
又如何是好？首先當然要做好保暖工夫，調校好室內溫度、避開
風口或者冷氣直吹、飲暖水補充水分，同時要增加血液循環，例
如定時活動、伸展上肢和踮腳尖等，總之謹記要「動起來」。

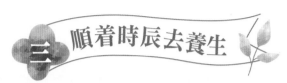

三　順着時辰去養生

　　除了按時節養生外，順着時辰補五臟都可以幫助養生。《黃帝內經》提出的臟腑經絡是根據天干地支十二時辰對應不同經脈。每一個時辰都有一條經、一個臟腑值班，所以我們可以按不同的時辰，來針對保養其相對的臟腑。只要順應天時，就能輕鬆養好身體。

🔸 晚上 11 時至凌晨 1 時（子時）是膽經最活躍的時段，凌晨 1 時至 3 時（丑時）為肝經當值的時間。

　　所謂「肝膽相照」，肝和膽的確關係密切。中醫理論中有「膽為少陽春生之氣」之說，是指每天的第一個時辰是半夜的子時，所以每天的經氣是從少陽膽經開始流注。大自然有了春生之氣，才能促進萬物生長；而對於人體，膽運作正常才能將經氣流走全身。

　　至於肝藏血，主疏泄，丑時正屬於人體排毒和解毒時段，細胞修補和代謝的時期。中醫認為「人臥則血歸於肝」，臥床時，全身肌肉呈現放鬆狀態，讓氣血流入肝運行。若肝血不足，亦會擾亂女性月經周期。

　　所以深夜時段應該要進入熟睡狀態，讓身體休息及進行修護工作。熬夜會導致膽火和肝火上逆，引發憂愁、失眠、頭痛等症狀。

❀ 凌晨 3 時至上午 5 時（寅時）是肺經運行階段，
上午 5 時至 7 時（卯時）是大腸經當令時段。

中醫學的「肺與大腸相表裏」是指肺和大腸互相影響，肺氣不宣會直接影響大腸蠕動。肺主助疏通和調節全身水液，亦主宣肅，吸入清氣，排出濁氣，維持正常的交換代謝。肺經運行時人的體溫最低，脈搏和呼吸也處於低穩狀態，所以在深夜時更要小心保暖。肺氣差，例如有鼻敏感、咳嗽、氣喘、皮膚疾病的話，很容易在這段時間發作。

至大腸經當令時段，上承肺經、下接胃經，氣血注入大腸經，亦是人體重要排毒時段，維持腸道平衡能助身心健康。大腸主津，早上起床後可以空腹喝杯暖水，幫助腸道蠕動自然排便。

❀ 上午 7 時至 9 時（辰時）是胃經最活躍的時段，
上午 9 時至 11 時（巳時）則是脾經接管氣血運行的時間。

正所謂「一日之計在於晨」，上午 7 時至 9 時氣血注入胃經正是人體吸收營養的重要時段，應該順應天時地吃頓豐富早餐來喚醒一天的精氣神。

早餐過後，氣血走到脾經。脾主運化，負責轉化食物消化吸收。此時也是大腦功能最具活力的黃金期，適合專注學習和工作。「脾為後天之本」，脾臟養分充足、氣血順暢，有助整體消化系統的平衡與健康。

要養生，養好「脾氣」尤其重要。除了內在調理外，想要皮膚亮澤體形健美，都要靠養脾。脾幫助吸收營養，營養充足是形神美容的前提；脾主肌肉，脾的運化直接關係到肌膚的彈性，肌肉的豐滿和口唇的豐潤色澤；脾主運化水濕，和體形肥瘦關係密

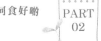
切。所以要皮膚好，記得要有好「脾氣」，好好把握每天重整脾氣的好時機。

上午 11 時至下午 1 時（午時）到心當令的時段，下午 1 時至 3 時（未時）是小腸經當令的時間。

中醫理論指出，小腸和心臟互為表裏，心屬裏，小腸屬表。二者經脈相聯，故氣血相通。若是腸道出毛病，心臟也將跟着遭殃。

午時為心經當令，下一個時辰未時就到小腸經當令。小腸負責消化午餐攝入的飲食轉化為營養，是人體重要消化時段。如果到了未時還沒有吃飯或是正在吃飯，就擾亂了順應天時的常規，影響到腸道吸收，也不利於心臟，容易衍生心臟病、三高（高血壓、糖尿病、高血脂），以及心血管疾病。所以「過午不食」的說法並非無因。

下午 3 時至 5 時（申時）膀胱經當值，下午 5 時至晚上 7 時（酉時）則是腎經最活躍的時間。

午飯後是一天中的第二個黃金期，記憶力最佳，適合專注工作和學習。人體透過膀胱儲藏尿液排泄毒素，將多餘的水分排出體外，同時保留津液，幫助體內循環代謝，所以在下午要繼續多喝溫水。

至腎經當令時段，腎藏精，儲藏五臟六腑水穀之精氣，滋養人體器官，維持生命，同時腎主生殖，與生長、發育和衰老息息相關，此時理應好好休息，準備用餐。不過對於都市人，酉時可能是工作最忙碌的時段，所以唯有多靠食補來養腎。

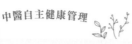
🌸 晚上 7 時至 9 時（戌時）是心包經當值時段，
晚上 9 時至 11 時（亥時）到三焦經當值。

心包時指包在「心」外面的組織，又稱「膻中」。心藏神，
正氣不足則為神虛；心屬火，邪氣有餘則為火實，所以此時應該
心平氣順。戌時當為晚飯時間，晚餐不宜過膩、過多，宜吃得清
淡。餐後要休息，不要劇烈運動，否則容易失眠。

至於三焦是上焦（心肺）、中焦（脾胃）、下焦（肝腎、膀
胱、小腸、大腸等）的合稱，負責通行元氣和體內的水道循環，
是六腑中最大的臟腑，總領五臟六腑進行代謝。如果在這個時段
才大吃大喝，會對身體的代謝帶來負擔。這時候應該休息，準備
睡覺，讓身體進入休養階段。

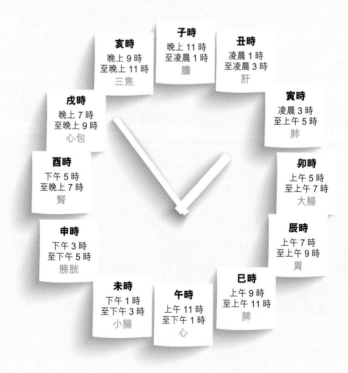

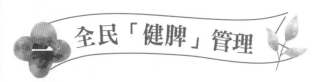

全民「健脾」管理

現代生活講求「快、靚、正」，香港人出名走路又快又急，甚至連進食都要快。

在中醫理論中，脾胃被視為人體的「後天之本」、「能量之源」，負責轉化飲食中的營養成分為能量，同時調節水液代謝，維持人體的正常運作。脾胃功能良好，能夠保持身體的健康平衡。脾胃功能不佳則可能導致各種身體不適，例如消化不良、腹脹、食慾不振、便秘或腹瀉等。所以中醫理論中有句名言「內傷脾胃，百病由生，百病皆由脾胃衰而生也」。

然而，在現代社會，隨着生活節奏加快，許多人因工作忙碌、生活壓力大或飲食不均衡而傷害了脾胃功能。過度依賴外食、食用過多生冷食物、飲食過於油膩、進食粗製濫造的速食食品和過甜過鹹的零食，都會對脾胃健康造成負面影響。因此，我們需要意識到保護脾胃的重要性，在推行全民健康管理的同時，更要實踐全民「健脾」管理。

如何實踐「健脾」管理

具體實踐「健脾」管理，可以從飲食和生活習慣入手，關注脾胃健康。

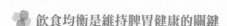
飲食均衡是維持脾胃健康的關鍵

多攝取新鮮蔬菜、水果、全穀類食品和優質蛋白質，避免食用過多油膩、刺激性食物、過度加工及油炸食物和大量甜食，有助於保持脾胃功能正常。

當工作壓力大時，可能會傾向食用刺激性食物，如咖啡、辛辣食物等。建議減少這些刺激性食物的攝取，多食用清淡易消化的食物，有助於減輕對脾胃的負擔。在忙碌生活中不妨考慮採取少食多餐的方式，分散營養攝取，避免過度飽食或空腹。在工作間或家中準備一些健康的小食，如果仁、水果、乳酪等，可以隨時補充能量。

平日適量食用一些有助於脾胃健康的食材，如山藥、紅棗、山楂、百合等，亦有助於補益脾胃功能。

規律作息有助於維持脾胃功能穩定

通過設定固定的作息時間、遠離電子產品、創造舒適的睡眠環境等方式，能保持良好的睡眠品質並逐步建立早睡早起的習慣。有規律的作息可以幫助身體調整代謝功能，提升免疫力，從而促進脾胃健康。

適量運動助促進血液循環和氣血運行，有益於脾胃健康

就算生活忙碌，難以抽空到運動場或健身室做運動，都要堅持在日常生活中融入簡短的運動來保持身體活力，如快步走、伸展運動等。適量運動對促進新陳代謝、增強身體免疫力和緩解壓力十分重要。

遠離壓力以免影響脾胃消化吸收功能

長期處於生活節奏太快、社會競爭太激烈、生活壓力太大等環境之下，容易導致情志過勞、精神緊張，可能會出現肝氣鬱滯，使肝的疏泄失常形成肝鬱，進而影響到脾胃的消化吸收等功能。所以要維護脾胃健康亦要適時放鬆身心、學習壓力管理技巧來遠離壓力。

如有需要，可以考慮尋求中醫輔助。中醫師可以根據個人體質和狀況，提供針灸、中藥調理等輔助治療，幫助改善脾胃問題。

全民「健脾」管理不僅是保護個人健康的重要手段，也是促進全民健康的基礎。通過重視脾胃健康，我們能夠維持身體的平衡，遠離各種身體不適問題，享受更健康、快樂的生活。就在現在開始關注脾胃健康，一起「識得食好啲」。

佘醫師飲食小貼士

健脾增強免疫力黨參幫到你

黨參善補中氣，又益肺氣，是脾肺氣虛常用藥。古籍有記載黨參「主補中益氣，和脾胃，除煩渴。中氣微弱，用以調補，甚為平妥。」黨參性質平和，不燥不膩，適宜用作平日全家藥膳食用。

黨參

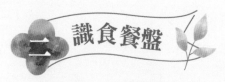

二 識食餐盤

要食得好,首先要識食。

中醫古籍有記載:「五穀為養,五果為助,五畜為益,五菜為充,氣味合以服之,以補精益氣。」「養」即供養,「助、益、充」則是幫助、增加、補充的意思。意指不同的食物類型對人體有不同的裨益,要根據人體的情況來調養,只有做到合理配搭和均衡飲食,才能使人體得到各種營養。不過這四類食物應如何配搭是好?

坊間有不少針對增肌、減脂、減重的健康餐、減肥餐,每餐要計算卡路里、蛋白質、碳水化合物等比例,實際操作上有點難於跟隨。而且每「一份」食物到底又是多少? 若然沒有特別的增肌減脂目標,純粹平常想吃得健康些,該如何吃?

不妨在合乎體質和食物性味的基礎上,參考「211」健康飲食餐盤 Healthy Eating Plate,清晰易明地「看着吃」。

「食好啲」餐盤

健康飲食餐盤是由哈佛大學公共衛生學院所推行[1],好處是直觀易懂、易記易執行,所注重的是飲食的質量,無需計算食物熱量都能維持均衡飲食。透過餐盤的比例更容易攝取到足夠的蔬菜量,可以幫助穩定血糖和維持健康體重。

---

1 Harvard T.H. Chan School of Public Health www.hsph.harvard/edu/nutritionsource

健康飲食餐盤以蔬菜、水果、蛋白質和碳水化合物組成，再配合水和烹調用油的建議。

　　想像將餐盤分為 4 等份，其中蔬菜和水果佔 2 等份（佔餐盤的 1/2），蛋白質和碳水化合物各佔 1 等份（各佔餐盤的 1/4），就能達到均衡飲食的比例。

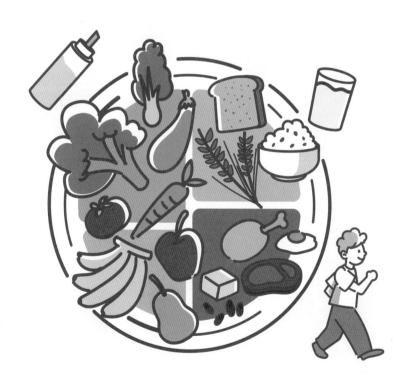

蔬菜和水果

含豐富膳食纖維、維他命和礦物質，如維他命 A、C，及鉀。多進食不同顏色的蔬菜和水果，如菠菜、紅蘿蔔、番茄和木瓜，攝取不同的營養素，令身體營養均衡，增強免疫力。

在飲食時選擇適合自己體質和應節的蔬果，就更能提升蔬果「助」和「充」的功效。

碳水化合物

類型比含量更重要，應以全穀雜糧根莖類食物為首選，如全麥、大麥、麥仁、藜麥、燕麥、糙米、番薯等。減少進食精緻澱粉如白麵包、白麵條、白米以及加工食品如餅乾、蛋糕，就能攝取到身體所需的膳食纖維、維他命與礦物質，有助於穩定血糖、改善代謝問題。

在中醫學角度「五穀為養」，「養」有供養、養護之意，五穀雜糧對於養護生命而言是不可或缺的一環。

蛋白質

此類食物以魚肉、雞肉、豆類、堅果為優先選擇，一天最好同時吃到「植物性與動物性蛋白質」，肉類建議以白肉（如雞肉）為主，紅肉（如豬肉、牛肉、羊肉）為輔，加工肉品高脂且含鹽量極高，應盡可能避免。

中醫學角度中「五畜為益」是指肉類對人體有補益作用，能補充五穀主食營養之不足。蛋白質更是人體正常生理代謝及增強身體免疫能力的重要營養物質。

健康飲食餐盤更特別強調要多喝水，如果喝咖啡或茶，盡量加少量或不加糖，不喝含糖飲料。而且在烹調中應適量使用健康的植物油，如橄欖油、芥花籽油、粟米油、葵花籽油、花生油等，不要使用部分氫化的油品，因為其中含有不健康的反式脂肪。

　　平日購買包裝食材時，不要單單被包裝上的「低脂肪」、「低糖」標示就大手入貨，購買前要細閱詳細成份表和營養標籤，緊記低脂肪並不等於健康。

　　識得食，再配合經常運動就有助維持健康。

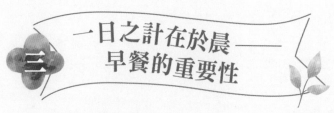

三 一日之計在於晨──早餐的重要性

正所謂「早餐食得好，健康不怕老」。一日之計在於晨，一天當中的第一餐當然不能輕視。

根據中醫理論，早餐被視為是一天中最重要的一餐。早晨是陽氣初生之時，此時人體的陽氣最旺盛，身體需要能量來啟動新的一天。此外，早上的脾胃活動與飲食密切相關，更被視為是營氣血的重要場所，與消化和營養吸收有關。

按臟腑經絡論，上午 7 時至 9 時是胃經最活躍的時段，身體的氣血注入胃經，是人體吸收營養的重要時段。因此，我們應該在這一時段內享用豐盛的早餐，以喚醒一天的精氣神。到上午 9 時至 11 時，氣血流入脾經。脾負責運化，轉化早餐所攝取的食物，進行消化和吸收，為身體提供能量應對一天的挑戰。

如果我們不吃早餐，就無法提供身體所需的精微物質、氣血和營養，身體將無法有效地進行新陳代謝和細胞再生，導致身體疲倦、注意力不集中、工作效率下降，甚至可能出現身體不適的情況。長期不吃早餐還可能引起脾胃功能失調，體內陽氣不足，影響新陳代謝，進而影響整個身體的健康。所以，不吃早餐就像要勉強啟動一輛沒有足夠動能的車一樣 —— 遲早壞。

早餐吃甚麼？

中醫認為良好的早餐有助於滋養脾胃、補充精微物質和氣血，為身體提供所需的能量和營養。到底何謂良好的早餐？

吃熱食

脾胃愛暖怕寒，早上吃熱食對於甦醒脾胃很有幫助。例如肉絲米粉、水煮蛋、蒸饅頭、蒸番薯、粥等都很有營養。

談起粥，北宋張耒在《粥記》云：「每晨起，食粥一大碗，空腹胃虛，穀氣便作，所補不細，又極柔膩，與腸胃相得，最為飲食之良」，道出粥的「護胃」作用。明代名醫李時珍在《本草綱目》中亦收錄了大量的粥膳方，可見古人極力推崇吃粥養生。早上吃粥除了對於喚醒脾胃很有幫助外，喝碗熱粥讓自己微微出汗，亦可以通利血脈，幫助氣血循環。

蘋常生活小貼士

針對忙碌的現代人，早晨準備粥品其實可以很簡單。在前一晚先洗好米（可以選梗米、小米或雜穀），再根據喜好挑選一些可隔夜存放在電鍋的食材，如山藥、番薯、南瓜或百合等，同放入電鍋，並預設於第二天早上開始烹煮，到剛起床粥已經煮好，待梳洗後，粥剛好稍涼正好入口。

營養均衡

最好包含多種營養素，包括穀類、蛋白質、青菜、水果等。有些人可能為了減肥，只吃水果做早餐。水果雖然富含纖維助排便，但還需要吃一些含澱粉的食物，才有足夠的能量來完成排便。

避免生冷食物

不宜在早餐時食用蔬果汁、冰牛奶、乳酪、生菜沙律等生冷食物，因為這些食物容易對腸胃產生刺激，可能對消化系統造成不利影響。

避免加工肉類

火腿、煙肉、熱狗、香腸等都是早餐店常見的食物，偶爾吃一次無妨，長期食用加工肉類會增加患大腸癌的風險。

不宜過飽

一般來說，早餐吃到七八分飽即可，過於飽食可能加重脾胃的負擔。長期進食過飽可能導致脾胃功能虛弱，因此要注意適量飲食，避免對消化系統造成過度負擔。

早餐要吃得營養豐富、清淡易消化，就有助於調養脾胃，維持身體的健康平衡。早餐不僅可以為身體提供所需的能量和營養，還有助於保持身體的陰陽平衡，調節臟腑功能和經絡運行，促進新陳代謝，提高免疫力，預防疾病的發生。

今晚就開始準備明早熱騰騰的早餐來開展新一天吧！

四 有熱氣怎麼辦？

困擾香港人的健康問題，除了「濕」外，「熱」應該都佔有一席位。

有時候吃得多煎炸食物、熬夜勞累、精神焦慮、壓力過大等，就很容易出現口腔潰瘍（生痱滋）、喉嚨紅腫熱痛、心煩失眠、皮膚出現暗瘡、口乾、小便黃赤、便秘等熱氣或上火的症狀，可能表示體內有過多的熱。

火從何來？

從中醫學角度，五臟六腑在提供日常能量和基礎代謝時都有相應的「火」存在。而當這種火過度燃燒，體內的陰陽狀態便會失衡，引發上火症狀。上火的原因有多種，可以因為外來邪氣如風、寒、濕、邪入侵身體化熱、七情失調（即喜、怒、憂、思、悲、恐、驚七種情緒活動），導致臟腑氣機紊亂，鬱結而產生火氣、飲食不節而積滯為熱，或勞累過度導致陰虛陽亢。總之生活上的失調和失衡都有機會令身體「火」起。

🌸 從不同的表徵，可以得悉哪個臟腑有火：

- 心煩失眠、口舌生瘡或面赤口渴等，多屬心火；
- 咽乾腫痛、咳嗽痰黃、痰中有血絲，鼻乾等，多屬肺火；
- 胃脘灼痛、口乾、口臭、牙齦腫痛或多食易飢等，多屬胃火；
- 煩躁易怒、頭脹痛、目赤乾澀、兩肋脹痛、眼睛分泌物多、耳鳴或口苦等，多屬肝火；

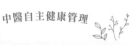
- 腰酸腿軟、潮熱、盜汗、口熱乾燥卻不欲飲、心煩失眠、頭暈耳鳴，多屬腎火，亦以虛火較為常見。

火要分實與虛

在健康狀態下，人體的陰陽處於平衡的狀態。當火積聚令陽氣超出正常水平，例如嗜吃辛燥食物令熱邪過剩、情志不暢令肝經鬱熱、瘀血阻滯及濕熱內聚等，身體便會出現偏熱症狀，形成實火或實熱。多見身熱多汗、煩渴躁狂、面紅目赤、流鼻血、便秘、尿黃、喜涼怕熱等症狀。有實熱就需要清熱，可以適量進食有清熱功效的食材例如冬瓜、青瓜、西瓜等。

若因為中氣不足、晚睡熬夜、久病體虛或者過勞等，體內陰氣不足，內火相對旺盛導致熱氣，會形成虛火或虛熱。多見手足心熱、煩燥失眠、口咽乾渴、潮熱盜汗、眩暈、口腔反覆潰瘍、腰膝酸軟等症狀。此時需要的是滋陰，宜多進食有滋陰功效的食物，例如雪耳、百合、雪梨、麥冬等。

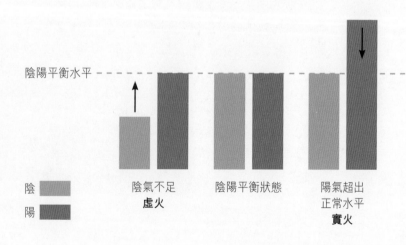

陰陽平衡水平

陰氣不足
虛火

陰陽平衡狀態

陽氣超出
正常水平
實火

陰

陽

因此，若出現上火症狀，要先分清是虛熱或實熱，不能盲目地服用苦寒瀉火食材或藥物來清熱氣。如果在虛熱狀態卻持續服用苦寒食物或藥物，可能會進一步損傷脾胃，並加重體內的陰液不足情況，導致虛熱加劇。如果體內沒有熱氣或體質虛弱，但長期飲用涼茶，則可能會削弱脾胃陽氣，進一步使體質變得虛弱。

　　除了經中醫師以望、聞、問、切四診辨證外，亦可以回顧自己近來有哪些生活習慣會導致上火，去初步判斷自己當下屬於虛熱或是實熱。若虛熱或實熱情況不嚴重，可以相應選擇合適的清熱氣食療：

- **心火**：茅根竹蔗水（適合實熱），冰糖蓮子湯（適合虛熱）
- **肺火**：羅漢果茶（適合實熱），雪梨汁、麥冬茶、百合粥（適合虛熱）
- **胃火**：綠豆湯或荷葉茶（適合實熱），銀耳蓮子羹（適合虛熱）
- **肝火**：夏桑菊茶（適合實熱），枸杞菊花茶（適合虛熱）
- **腎火**：黑芝麻、核桃仁、枸杞子（適合虛熱）

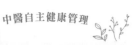
蘋常生活小貼士

相信大家總會聽過廣東家常湯水「清補涼」。清補涼有個「涼」字,是否很寒涼用來清火?

清補涼雖有個「涼」字,但其性質一點都不涼,更是合家歡的平補佳品,有健脾祛濕,養心潤肺的功效。尤其適合因脾虛有濕,心肺失調而出現胃口欠佳,疲倦乏力,抵抗力差,咽乾易咳,心神不寧等表現,以及體虛易患感冒的人士。

清補涼以山藥、芡實、薏苡仁、蓮子為骨幹,四款合用具有健脾祛濕,平補平瀉之功效,可以再按需要適量配合其他材料,如茯苓以利水滲濕、沙參和玉竹以養陰潤燥及清肺熱、百合以養心潤肺或陳皮以理氣健脾等,加肉或者當素湯亦可。

整個湯水補而不燥,清而不寒,常飲此湯水可達到未病先防的效果。在家中常備這些湯料,便可以隨時健康地健脾祛濕。

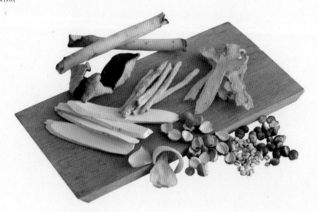

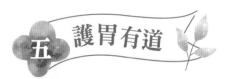

五　護胃有道

現代人的生活節奏繁忙，飲食不規律，有時候難以抵擋美食的誘惑，容易出現飲食無節制的情況，這可能導致脾胃不適的問題。

常見的脾胃不適問題包括胃痛、吐酸、嘔吐、呃逆、泄瀉、便秘、腹痛等，如果這些問題沒有及時得到有效的治療，可能會反覆發作，並且也可能會發展為更嚴重的疾病，嚴重影響患者生活質量和身心健康。

都市常見的脾胃問題

如果你經常感到胸口突然灼熱，並伴有反酸等不舒服症狀，而且症狀頻繁發作且影響日常生活，你便有可能患上「胃食管反流病」，也稱為胃酸倒流病（Gastroesophageal acid reflux disease, GERD）。

胃酸倒流病是由於食管暴露在胃酸及胃蛋白酶環境中，引起症狀和可能導致食管炎症或黏膜損傷。這些症狀包括胸口灼熱、胃酸倒流、噯氣、胸口疼痛、吞咽困難、吞咽痛等。在中醫學角度屬於「噎膈」、「胸痛」、「吐酸」等病證範疇，多見於肥胖、脾胃虛弱、性格敏感及情緒焦慮的人士。

至於慢性胃炎是由於長期飲食無規律、生活工作壓力大、不良情緒等原因而導致胃粘膜受到傷害性刺激、反覆摩擦損傷而引起的一種炎性病變。症狀包括左上腹部脹痛或隱痛、噯氣反酸、噁心呃逆或嘔吐、胃口差等不適，常因冷食、硬食、辛辣或其他刺激性食物因而引發或加劇。

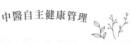
慢性胃炎的發病率高居各種胃病之首，年齡越大發病率越高，50 歲以上更為常見，男性的發病率高於女性。慢性胃炎一般分為淺表性，萎縮性和肥厚性 3 種。當中，萎縮性胃炎通常伴有異形增生或腸上皮化生，可能進一步發展為胃癌前病變。

在中醫學角度，慢性胃炎屬於中醫「胃脘痛」範疇。主要是因飲食不當、情志失調、體虛久病等，導致胃失和降、氣機鬱滯、胃失滋養、進而影響氣血的暢通。

中醫調理脾胃有辦法

古語有云：「胃者，水穀之海，主稟四時，皆以胃氣為本」，指出胃是容納食物的倉庫，水穀精華則是人體各部的營養來源，不論甚麼時候都應保持胃氣調和。

中醫治療各種脾胃不適會通過辨證施治，按不同的證型給予相應的治療，可以從根本上固本和胃，調理氣機，以減少復發。平時注意飲食調養和情志調節亦有助預防脾胃不適。

飲食要有節制，保持膳食平衡，這樣可以使脾胃保持良好運轉，氣血充盈，正氣旺盛，營衛調和，從而使外邪難以侵襲。此外，過度的情緒波動和壓力可能對脾胃造成負擔，研究顯示，抑鬱、焦慮狀態在消化系統疾病中比較常見 [2,3,4]。故適當地調節情

2　趙蓮, 沈守榮 . 消化系統疾病與精神心理因素的辯證關係 [J]. 醫學與哲學 (臨床決策論壇版),2010,(07):56-57+65.

3　Fuller-Thomson E, Sulman J. Depression and inflammatory bowel disease: findings from two nationally representative Canadian surveys. *Inflammatory Bowel Diseases*. 2006 Aug;12(8):697-707.

4　Bianchi G, Marchesini G, Nicolino F, Graziani R, Sgarbi D, Loguercio C, Abbiati R, Zoli M. Psychological status and depression in patients with liver cirrhosis. *Digestive and Liver Disease*. 2005 Aug;37(8):593-600.

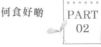
緒，保持心情平靜，以及適當的運動、休息使身心放鬆，也有助於維護脾胃健康。

養好脾胃有辦法

🍀 生活貼士：

- 生活作息規律，一日三餐定時定量，不宜過飢過飽。
- 飯後不宜馬上運動，最好休息一下再開始工作，或者慢步行走。
- 入睡前兩三小時最好不要吃東西，避免進食後立即平臥。
- 脾胃喜燥惡寒，注意腹部保暖。
- 不少脾胃不適多見於體質偏頗人士。調整的方法靠「養」，經常做腹部按摩、多運動、保持樂觀情緒可改善症狀。

🍀 飲食貼士：

- 脾胃不適時應進食清淡易消化的食物，如軟米飯、蘿蔔、南瓜、豆腐、雞蛋、白魚肉、瘦肉等；烹調方式宜清炒、清蒸。
- 平日適當食用有健脾作用的五穀類食物，如薏苡仁、大麥、芡實、蓮子、小米等。
- 避免進食誘發脾胃不適的食物，如油膩和辛辣的食物、含咖啡因飲品和酒。
- 避免食用冷飲和雪糕；除了冰冷的東西以外，其他性質寒涼的食物像綠豆沙、螃蟹等也都不宜多吃，食物以溫熱為好。
- 避免吃隔夜蔬菜或儲存過久的食物。
- 避免吸入過多的氣體，如避免抽煙、吃太快、嚼口香糖和喝碳酸飲料。

養脾胃食療

🌸 茯苓山藥大米粥（尤其適合脾胃虛弱人士）

材料： 茯苓 15 克，乾山藥 30 克，大米 100 克

做法： 加適量水，慢火熬為粥。

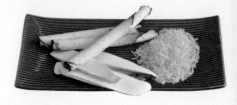

🌸 薑紅茶（尤其適合脾胃虛寒人士）

材料： 紅茶 5 克，生薑 10 克（切絲）

做法： 放入保暖杯中以沸水沖泡，加蓋浸泡半小時，調入蜂蜜與紅糖適量。

🌸 玫瑰花陳皮茶（尤其適合肝鬱脾虛人士）

材料： 玫瑰花 5 朵、陳皮 3 克、生薑 2 片

做法： 先將陳皮和生薑放入保暖杯中以沸水沖泡，最後加入玫瑰花。可反覆沖泡直至無味。

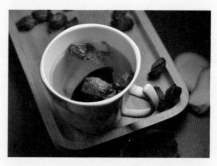

🌸 通調解鬱茶（尤其適合氣鬱質人士）

材料： 玫瑰花 3 克，金盞花、杭菊花各 2 克，薄荷葉 1 克

做法： 以沸水沖泡，加蓋浸泡半小時。

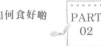

六　病後初癒食好啲

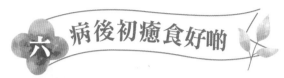

當人體經歷手術後、孕婦生產後、或是患有其他疾病初癒之時，身體仍處於初步修復狀態，在這個時期「食好啲」是康復過程中非常重要的一環。

病後初癒的「食好啲」並非指要吃貴價中藥材進補 —— 多不一定是好，貴不一定是補。

在康復過程中，身體仍然會有氣血虧損及脾胃功能失調的情況。在中醫理論中，氣血是維持身體運作的關鍵元素，氣的運行能夠推動血液循環。因此，氣血虧損會使身體各個器官功能受損，表現出疲勞和虛弱等症狀。至於脾胃被稱為人體的「後天之本」、「氣血生化之源」，負責轉化飲食中的營養成分為能量，同時調節水液代謝，維持人體的正常運作。氣血虧損會導致脾胃功能失調，脾胃功能失調又會令氣血化生不足。

所以從中醫學的角度來看，病後初癒時期需要以補充氣血和調整脾胃功能為目標。氣血調理得好，脾胃運作正常，就可以促進營養吸收，幫助身體更快地恢復健康。

病後如何「食好啲」

在病後初癒時期，身體的陰陽平衡尚未完全恢復和得到調整，脾胃多處於虛弱狀態。如果馬上食用油膩難消化的食物或勉強多食，就會使尚未復原的脾胃及元氣受損。因此，飲食應該以平性而且容易消化的食物為主，避免過於刺激性（辛辣、油膩）

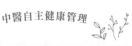
及生冷寒涼的食物。可以選擇清淡的湯粥、煮蔬菜、清湯煮雞肉等作為主食，有助身體消化吸收，同時不會加重腸胃負擔。中藥材中，黨參及白朮能補益脾胃功能。

飲食亦應該注重營養均衡，有助於補充身體所需的營養元素，提高免疫力，促進身體康復。中醫認為，生病後身體多會氣血虧損、陽衰氣弱，這時一味大補，只會加重身體機能的不平衡。病後適量攝取各種營養成分可以幫助身體調整陰陽平衡，增加體力。例如，可以多吃富含蛋白質的食物，如豆類、肉類、魚類，以及多吃新鮮蔬菜水果，補充維他命和礦物質。

喝水都很重要，要注意適當的飲水量和飲水時間。中醫認為，攝取適量的水分可以幫助排出體內的毒素，維持身體的水分的平衡。在病後初癒可多喝溫水或淡鹽水，有助於促進新陳代謝，加快康復速度。

除了飲食調節外，中醫學也強調在身體康復過程中進行適量的運動，以促進氣血運行，幫助身體恢復。同時，情緒的穩定對於康復也很重要，避免情緒過於激動或消沉會有助於平衡氣血，促進康復速度。

總的來說，從中醫的角度來看，通過調理飲食、補益氣血、鍛煉身體、保持情緒穩定等方式對於脾胃的健康和康復非常重要。中醫學強調整體身體平衡的重要性，只有保持氣血運行暢通，才能實現身心健康和早日康復的目標。

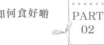

七　瘦身要戒油戒碳？

有説減肥是女性的終生事業，不少人「聞油色變」，將油脂視為令人發胖的元凶；有些人又會視所有的碳水化合物為萬惡之物。現今在坊間有林林總總的飲食方法或減肥餐單，確實會令不少人感到困惑。

不過，不碰油或不碰碳水化合物的飲食方式，又是否真的適合自己？

肥胖的由來

肥胖是由於攝入的能量超過消耗，導致體內脂肪過度積累。不同人對能量攝入、食物的攝食產熱效應和體重調節的反應各不相同，亦受遺傳特點（如生理和代謝）以及生活方式的影響。在中醫學角度，肥胖也可能是由於脾胃不和、過勞或情緒困擾所致。

- **脾胃不和**所引致的肥胖是因為消化及吸收能力差，導致食物轉化為濕氣和痰濁滯留在身體，積累成垃圾。

- **過度勞累身體**，例如經常走動或過度鍛鍊，會使肌肉受損，而脾主肌肉，肌肉過度受損會加重了脾臟負擔，造成過勞性肥胖。

- 「脾在志為思，思傷脾」，脾胃在中醫學中與思慮相關，**思慮過度**，經常熬夜，亦會損傷脾胃運化的功能，令體內的垃圾堆積。

可見導致肥胖的原因人人各異，若未有找出肥胖的具體原因就人云亦云地胡亂戒食，可能會給身體帶來更大的負擔。

戒油減肥法？

油脂是身體熱量來源之一，吃多了確實會使人胖，但油脂是維持身體運作不可或缺的營養素之一。油脂除了提供熱量外，還是構成細胞膜的重要材料，也是身體合成荷爾蒙及各種激素的原料。飲食中的油脂還可以增加飽足感、潤滑腸道預防便秘，更可以促進脂溶性營養素吸收。可見健康脂肪對健康是必要且有益的。

市面上時有聲稱低脂的食品，不過要留意在製造這些低脂食物時，可能會用上糖、精製穀物或其他澱粉的碳水化合物來替代。我們的身體會將這些精製碳水化合物和澱粉迅速消化，影響血糖和胰島素水平，亦會可能導致體重增加。

低脂並不等如健康，與採用低脂飲食相比，更重要的是專注於攝取有益的「好」油脂，避免有害的「壞」油脂。

- 好的油脂指不飽和脂肪，包括單元不飽和脂肪和多元不飽和脂肪，來源自植物油（如橄欖油、菜籽油、葵花籽油、大豆油和粟米油）、堅果、種子和魚類。好的不飽和脂肪可以降低疾病風險。
- 壞的油脂是指反式脂肪，即使攝入量很少也會增加疾病風險。含有反式脂肪的食物主要是使用部分氫化油製成的加工食品。

至於飽和脂肪在室溫下會呈固態，最常見於紅肉、牛油、乳製品和椰子油中。飽和脂肪雖然不像反式脂肪那麼有害，但是飽和脂肪會堆積在血管內，讓心血管疾病機率大大增加，因此亦不宜攝取過多飽和脂肪。

在中醫角度而言，油脂的其中一大作用是潤腸通便。保持正常的排便可以幫助身體排出代謝物，自然有助於瘦身。油脂還具有濡養和潤澤的作用。如果女性過度戒油，氣血失去濡養，可能會出現頭髮乾枯、皮膚粗糙，甚至月經失調、痛經和閉經的情況。

脂肪是健康飲食的重要組成部分。選擇富含好的不飽和脂肪的食物，限制高飽和脂肪的食物，及避免壞的反式脂肪才是上策。

戒碳減肥法？

碳水化合物為身體提供葡萄糖，這些葡萄糖轉化為用於支持身體功能和活動的能量。不過碳水化合物存在於各種健康和不健康的食物中，包括麵包、豆類、牛奶、馬鈴薯、餅乾、粉麵、甚至汽水和甜點中。與其完全排除碳水化合物，選擇質量好的碳水化合物類型才是更重要。

- 健康的碳水化合物來源包括未加工或經過輕微加工的全穀物、蔬菜、水果和豆類，能通過提供維他命、礦物質、纖維和許多重要的植物營養素促進健康。
- 較不健康的碳水化合物來源包括白麵包、白飯、糕點、蘇打水和其他高度加工或精製的食物。這些食物含有易消化的碳水化合物，可能導致體重增加，干擾減重，並促進糖尿病和心臟疾病的發生。

中醫並不主張戒碳水化合物減肥。因為碳水化合物為身體帶來能量，而身體在四季都需要能量運作，戒碳水化合物尤如將一台高性能機器的能源拔去。

減肥的最好方法是要養好脾胃，消化功能好轉才能把食物轉成能量，減少堆積廢物及清除舊有垃圾。在中醫學角度「五穀為養」，「養」有供養、養護之意，五穀雜糧對於養護生命是不可或缺，而五穀雜糧基本上都是入脾經，最能養精和氣血，調和脾胃。

中醫看「減肥」

中醫看「減肥」並非一味着重減重，而是先釐清肥胖的因由和證型，按不同的情況調理。

脾虛不運型的肥胖是由於脾胃功能較差，脾虛運化無力，未能將體內水濕疏泄，令水濕在體內停滯。常見肥胖臃腫、易倦、食慾不佳、大便稀薄不成形或便秘；舌體淡胖、舌邊有齒痕。

調理應着重健脾益氣，滲利水濕。可多吃茯苓、薏苡仁、赤小豆、黨參、白朮等幫助健脾祛濕。

痰濕內盛型是脾虛不運型的進階版，由於脾氣虛弱未能運化水濕，令濕邪不斷積聚困於脾，阻滯了臟腑氣機的升降。常見形體肥胖、身體沉重、肢體困倦、易有頭暈頭脹、常有腹部脹滿不適的感覺。痰濕內盛型人士平日喜臥懶動，喜食甜甘食物；舌質淡胖或大，並帶有白膩舌苔。

調理應着重化痰利濕，理氣消脂，可多吃赤小豆、薏苡仁、山楂、陳皮等。

胃熱火鬱型是由於陽氣獨亢令火熱內鬱，耗傷了津液，導致膏脂瘀積。常見食慾過於亢盛，進食量多但食後不久即感飢餓，易口渴而且喜歡喝冷飲，口臭，大便乾結；舌質紅，苔黃膩。

調理應着重清胃瀉火，佐以消導，可多吃冬瓜、青瓜、馬蹄等。

肝鬱氣滯型是由於氣鬱不暢，堵塞氣血運行，水液久滯積聚而出現水腫。常見胸部或者脅部出現脹滿不舒服，胃脹胃頂，煩躁易怒，可伴口微苦，經前乳房脹痛，睡眠不佳；舌質暗，舌苔較薄。

調理應着重理氣解鬱，可多以玫瑰花、陳皮、山楂、菊花等泡茶，有助疏肝理氣。

脾腎陽虛型是由於脾腎陽氣不足導致水液代謝失職，而表現為水濕痰飲停聚。常見體胖四肢冰冷，畏寒喜暖，疲倦乏力，可伴腰酸腿軟，食慾不佳，食後腹脹，尿少，大便不成形；舌質淡，舌苔較薄。

調理應着重補益脾腎，溫陽化氣，可適量進食桂圓、杜仲、肉桂等。

按照自己實際情況調節飲食，將五臟調好，身體的痰濕和垃圾才能以三濁的形式（濁氣、濁液、宿便）排出體外。體內沒有堆積垃圾，再配合健康的生活習慣就自然能瘦下來。

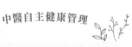

蘋常生活小貼士

如果平日在辦公室工作時「郁少咗，坐多咗」，覺得身體有沉重不舒服，可能是因為身體濕氣太重。

中醫認為「痰濕」是最容易發胖的體質，身體中累積過多的濕氣都會易生病。體內濕氣過多會容易疲倦、水腫、下半身肥胖、濕疹、大便黏膩、腸胃不適、女性白帶分泌物多等。

除了要注意飲食外，每天最好幫助身體排除濕氣，例如可以按位於小腿內側的陰陵泉穴來幫助減輕水腫。

陰陵泉穴是足太陰脾經的合水穴，有健脾利濕 、通利小便的功效。穴位位於在小腿內側，脛骨內側末端凸起的後下方凹陷處（彎曲膝蓋 90 度時，內側凹陷按壓酸痛處）。

如果按壓時有腫痛感，可能表示脾濕。所以閒時就要按一按，久而久之疼痛應該會逐漸減輕。

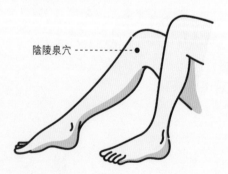

陰陵泉穴

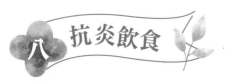

八　抗炎飲食

説到「發炎」，可能會即時聯想到傷口「紅、腫、熱、痛」等「急性發炎」的症狀。

除了「急性發炎」外，還有另外一種發炎叫做「慢性發炎」，它是延遲性、持續性且全身性的發炎，是免疫細胞一直不斷重複釋放細胞激素引起發炎反應。

甚麼是發炎？

發炎反應是身體的自我防禦機制。當身體組織受傷或被外來物（如細菌、病毒或致敏原）攻擊破壞時，免疫系統會向身體發出訊號，移除有害刺激物或病原體，再進行自我修復。

正常來説，這是一個健康的過程，有助於身體對外來的微生物或傷害產生保護性反應，並防止損害的加重及擴大。例如打噴嚏或咳嗽能排除呼吸道中的有害物質，割傷或受傷時相關部位會感到疼痛和腫脹，是由於組織正在修復。這些都是我們免疫系統正在修復受損組織或對抗入侵者的跡象。隨着免疫系統進行修復工作，炎症會逐漸減輕。

但是如果這些過程因為炎症持續存在或失去控制而形成慢性發炎，就可能干擾細胞的正常功能，造成身體的組織損傷。除了因為基因異常引起的身體免疫系統失衡不斷攻擊自身細胞外，不健康的生活方式，例如缺乏運動、長期處於高壓力狀態和高熱量飲食，也有可能會引發全身持續出現低水平的炎症令身體免疫系統逐漸失衡。

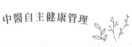
這些慢性發炎的症狀通常比急性發炎的症狀輕微,所以不容易被察覺,患者可能會出現慢性疲勞、反覆感染或關節痛、難以修復的肌肉酸痛、腹瀉或便秘、濕疹等。但慢性發炎就如同身體的星星之火,若沒有及時滅掉,可能會引發全身更大的傷害。至今已有許多科學研究證實了慢性發炎與許多疾病、老化、肥胖、心血管疾病、非酒精性脂肪肝病、二型糖尿病、阿茲海默病等相關。

如果你有下列情況,體內可能正在醞釀慢性炎症:

- 皮膚無故起紅疹或發癢
- 經常打噴嚏、鼻子癢、鼻塞、氣喘、流鼻水、眼睛癢
- 經常腹瀉
- 慢性腸胃疼痛或不適
- 關節腫脹、疼痛或發炎
- 手掌、手腕、腳踝或腳掌有慢性疼痛
- 經常膀胱或泌尿道感染
- 經常感覺到疲勞、頭痛或失眠
- 憂鬱、記憶力減退、神經退化性疾病
- 喜歡吃甜食或含糖飲料
- 經常吃油炸食物、燒烤、速食

等等……

如何抗炎?

看來「減炎」和「減鹽」同樣重要了。

抗炎或減輕炎症飲食並非要計算每餐的熱量或份量,而是要攝取多樣化的抗炎食物,例如水果、蔬菜、不飽和脂肪、精製程

度較低的全穀物、茶、咖啡、草藥、香料等。

　　抗炎飲食不僅強調特定的食物和食物類別，還限制其他可能導致代謝炎症的食物，如高脂肪紅肉、精製糖食品和飲料，以及過量的酒精。透過進食多樣化的抗炎飲食，除了可以吸收均衡營養外，食物中不同的營養素，亦可以產生協同作用以增強免疫力。

抗炎食物的例子：

- 水果、蔬菜和豆類
- 高纖維全穀類食物
- 含單元不飽和脂肪食物，如牛油果、橄欖油、堅果、堅果醬、種子等
- 含多元不飽和 omega-3 脂肪食物，如核桃、亞麻籽、三文魚、鯡魚、沙丁魚、鯖魚等
- 茶和咖啡
- 至少含有 70% 或更高可可固體的黑巧克力
- 適量的草藥、香料，如薑黃、生薑等
- 適量的酒精，如葡萄酒、啤酒等

增加慢性發炎的食物例子：

- 含糖飲料，如汽水、果汁飲料、冰茶等
- 過量的精製碳水化合物食物，如白麵包、意大利麵、米飯等
- 油炸食品
- 加工高脂肪肉類，如煙肉、香腸、熱狗等
- 飽和脂肪，如全脂奶油和奶油、部分氫化油、肥肉和禽肉中的高脂肪部分
- 過量的酒精

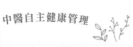
中醫看炎症治療

西醫說是炎症，中醫稱為內熱。

中醫無直接對應的「炎症」概念，但它有自身的理論和治療的方法。中醫將炎症歸納為「熱毒」、「內火」、「氣血瘀滯」等範疇。「炎症」的發生與內外因素有關，內因包括正氣不足、氣血失調、臟腑功能失調，外來因素包括中醫所講六淫邪氣（即風、寒、水、濕、燥、火）。

中醫並不是對抗西醫學，而是強調陰陽的平衡，五臟六腑的協調和經絡氣血的暢通，所以在治療及調理時會考慮人的整體情況，例如：年齡、體質、病史、生活習慣等，進行個體化「因人，因時，因地」的治療及調理，做到祛邪不傷正氣，扶正而不戀邪。

中醫可以以幾個方面治療「炎症」：

使用中藥治療：中藥主要用於清熱解毒，清腫止痛，活血化瘀等方面。常用的中藥例如：黃連、黃芩、金銀花等，可以以不同的中藥組合針對不同類型的炎症，如熱毒、寒濕、氣滯等。

針灸和推拿：針灸和推拿可以通過刺激特定的穴位來調節人體的氣血循環，增強人體的免疫力，達到治療炎症的目的。

拔罐和刮痧：拔罐和刮痧是中醫常用的外治法，可以通過刺激皮膚表面的穴位和經絡，促進氣血運行，加速炎症的吸收和消退。

飲食調理：中醫認為飲食對人體的健康有很大影響，合理的飲食可以幫助治療炎症。炎症患者應避免食用辛辣、油膩、刺激

性的食物，多攝取富含維他命和礦物質的蔬菜水果，保持飲食清淡，以助身體康復。

中醫治療炎症**注重整體觀念，強調個體化治療，調整人體內的平衡**，從而達到治療炎症的目的。中醫治療炎症需要時間，患者需耐心堅持。治療期間患者要保持良好的生活習慣，飲食清淡，避免辛辣刺激性食物，注意休息，保持情緒穩定，以促進炎症的康復。

中醫看生薑和薑黃

🌸 生薑

生薑是經常使用的食材，吃薑不僅能防感冒、抗發炎，還有許多功效及好處。

生薑

生薑為薑科植物薑的新鮮根莖，味辛、性溫，入肺、胃、脾經；有散寒解表、降逆止嘔、化痰止咳、解魚蟹毒之效，自古就是食療良藥。現代研究發現生薑有殺菌作用，所以醫家和民間諺語稱「家備小薑，小病不慌」。

對於薑，民間有一俗語「冬吃蘿蔔夏吃薑，不用找醫生開藥方」。夏天多吃點薑，有如三伏貼治療一樣，可以強化免疫，達到冬病夏治的作用。尤其是在夏天常吹冷氣、喝冷飲，導致脾胃虛寒，出現腹痛、腹瀉等症狀，可以適度食用薑以散寒。但是要注意夏天吃薑亦不宜過量，以免引起胃火旺，讓身體變得燥熱或過熱。

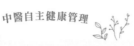
　　民間亦有説「早上三片薑，勝過人參湯；晚上吃生薑，猶如吃砒霜」。早上陽氣盛，多吃薑有助氣血循環，而晚上是陽氣收斂、陰氣漸長的時候，吃薑會加速血液循環，過量攝取可導致補陽過度。但對虛寒體質或氣血循環較差的人來説，適度食用薑可以促進血液循環，提升睡眠質素。

　　要注意有些人不適合長期採取薑療法，例如：陰虛、心煩易怒、耐冬不耐夏的人。而青少年陽氣比較旺盛，特別是小朋友，屬於純陽之體，除非風寒感冒或體寒，否則一般也不需要薑療。

佘醫師飲食小貼士

- 家中常備乾薑絲，可以隨時製作看門口的薑茶飲。
- 材料：綠茶 10 克，乾薑 3 克。

  將綠茶、乾薑切絲，放入杯中，以沸水沖泡即可。

  此茶寒熱平調，調平陰陽。可用於常人日常保健飲品，並能解酒、解毒。

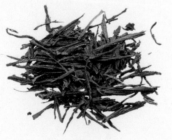

綠茶

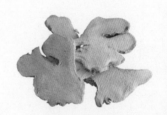

乾薑

薑黃

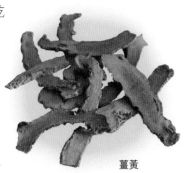

薑黃

至於薑黃，是薑科植物薑黃的乾燥根莖，味辛、苦，性溫，入肝、脾經；有活血行氣，通經止痛的功效。薑黃常用於咖哩中作為天然染色劑。近年研究證實，薑黃當中的有效成分 —— 薑黃素（curcumin），具有很強的抗氧化、抗炎功效，可以協助抑制慢性發炎[5]。不過並非任何人士都適合服用薑黃：

- **體質燥熱者**：由於薑黃本身性溫，體質燥熱人士食用後，可能會使上火的情形更加嚴重。

- **月經來潮者**：薑黃具有抗凝血的功效，能夠活血化瘀，若是正值月經時食用，可能會讓出血量增加。

- **懷孕中的婦女**：薑黃可能會刺激子宮活動，因此不建議懷孕的婦女食用。

- **腸胃不好 / 有胃酸倒流問題者**：薑黃容易刺激胃酸的分泌，因此有腸胃問題或受胃酸倒流困擾的人士，建議少量攝取。

- **即將動手術 / 正在服用其他中藥、西藥者**：為了避免影響手術與其他藥物效果，若即將要動手術或是正在服用藥物，建議停止攝取薑黃並詳細諮詢醫生。

5　He Y, Yue Y, Zheng X, Zhang K, Chen S, Du Z. Curcumin, inflammation, and chronic diseases: how are they linked? *Molecules*. 2015 May 20;20(5):9183-213.

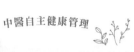
	薑	薑黃
顏色	較淺，多為鵝黃色	較深，多數為橘黃色
氣味	較辛辣刺激	較溫和，木質調氣味
食用味道	味道嗆辣	較為苦澀，帶有香料的餘韻
作為烹調用途	可入饌，多作為提味用，亦可煮湯、泡茶	可入饌，常見於咖哩香料中
中醫保健觀點	• 可發散風寒 • 可止嘔	• 可活化瘀血 • 可消腫毒

　　許多慢性發炎都是來自於不良的飲食與生活習慣，若這部分源頭沒有解決，慢性發炎還是會一直發生。因此，平時採取「抗炎飲食」外，還要堅持「抗炎生活習慣」，通過適度的運動、保持良好的作息、保持心情舒暢等方式，可以增強人體的抵抗力，預防及改善慢性發炎的發生。

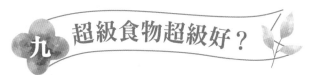

九　超級食物超級好？

網絡上不時在會流傳「超級食物」，甚至每隔幾年就會有新的超級食物面世。這些超級食物多標榜為含有豐富的抗氧化成分、維他命與礦物質，可以降血糖、降血壓，有助提升抵抗力及預防各類疾病。

中醫食療中有沒有「超級食物」？

中醫理論並沒有超級食物的概念。中醫認為，每種食物有其寒、熱、溫、涼的偏性，以及不同的功效，不一定所有食物都適合所有人士食用。只要選取適合自己體質的食物，按環境和氣候，適量和均衡進食都可以有效養生。反之，只因為人云亦云而盲目追捧「超級食物」可能會適得其反。

例如紅菜頭含有抗氧化物甜菜紅素，有助抵抗自由基對細胞的破壞，防止血管硬化，但它同時屬高鉀質食品，不適合血壓低或腎功能弱的人士食用。在中醫角度而言，紅菜頭性質寒涼，氣血虛弱的人過量進食會損耗氣血，並會出現頭暈等症狀，因此虛寒人士不宜經常進食。

薑黃含薑黃素，具抗氧化及抗炎作用，有助身體細胞對抗有害自由基，降低形成慢性炎症的風險。不過，薑黃內的薑黃素含量不多，研究指將薑黃與含胡椒鹼的食物（例如黑椒）一同進食，才是有效提高人體吸收薑黃素的方法。中醫理論中，薑黃屬溫性，有活血行氣，通經止痛功效；然而過量食用容易令身體出

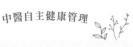
現偏熱症狀，如出現口瘡、暗瘡、便秘及咽喉痛。體質燥熱者和平日月經量較多的女士在月經來潮亦不宜進食。

枸杞子含有玉米黃素及胡蘿蔔素，具抗氧化功效，有助保護視力，但有研究指枸杞子有抗凝血作用，服用抗凝血藥（俗稱薄血藥）人士應避免食用。雖然枸杞子性平，過量食用亦會容易上火，出現喉嚨痛的症狀，故身體出現炎症的人士，例如皮膚炎、感冒發燒、出現腹瀉等問題的人，不適宜大量服用枸杞子。

新一波超級食物 —— 虎堅果[6] 其實並不是真正的「堅果」，而是油莎草的塊莖，虎堅果的名字來源於其外表有類似於老虎的條紋，吃起來有點甜甜的奶油味與椰子味。虎堅果富含維他命、礦物質、纖維和脂肪，可以改善腸道健康和減輕體重、幫助消化和預防便秘，亦有助於控制血壓水平，保持血管健康，減少慢性炎症。不過正因為虎堅果富含纖維，過量攝入可能引起腹脹、腹瀉或消化系統不適等。如果有消化問題或對高纖維食物敏感，建議適量或逐少食用。

「超級食物」並非「萬能食物」，絕不能單靠食用某幾種食物就以為可以永保健康。要對自己好啲就要從「自己」出發，了解自己的身體狀況、潛在的問題和需求，根據身體的需求選取合適且多樣化的食物種類，才能有效地養生。

---

6 "Tiger Nut (Cyperus esculentus L.): Nutrition, Processing, Function and Applications" (Foods. 2022 Feb; 11(4): 601) https://www.ncbi.nlm.nih.gov/pmc/articles/PMC8871521/

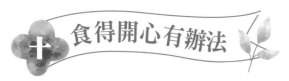

食得開心有辦法

現代人生活忙碌壓力大，可能會以「食」來減壓。只要食得有技巧，又真的可以食得健康又舒壓。

吃出一道彩虹

在營養學角度，以蔬果為優先的「彩虹飲食法」主張要進食彩虹一樣色彩豐富的食材，來為身體補充不同的營養素，令身體營養均衡，增強免疫力。望着七彩繽紛的餐盤，進食時自然會更開心。

紅色食物有番茄、紅菜頭、紅甜椒、士多啤梨等。紅色的蔬菜水果富含茄紅素，愈紅就有愈多茄紅素。茄紅素有抗氧化功能，能保護心臟健康，在烹調時加入適量的油同煮可以增加茄紅素的吸收。

橙黃色食物例如紅蘿蔔、南瓜、番薯、粟米、黃金奇異果等，含葉黃素及玉米黃素，有助保護視力和保持眼睛健康，其中的胡蘿蔔素，可在人體中轉化為維他命 A。

綠色食物例如西蘭花、牛油果、青瓜、羽衣甘藍等，有豐富膳食纖維、維他命 C、葉綠素，有助提高免疫力及保持腸道及肝臟健康。

紫藍色食物有藍莓、紫薯、茄子等，含有水溶性色素花青素，可對抗身體的自由基，有助抗衰老，保護心血管健康。

黑色食物例如黑木耳、黑棗、黑豆、黑芝麻等含有豐富的花青素，具抗氧化功效，而且黑色食物所含的膳食纖維、蛋白質和礦物質鐵、鋅等，可以預防便秘和貧血。

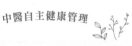

解鬱中醫食療

現代社會中，許多人在忙碌的生活中面臨着各種壓力和挑戰，這些壓力往往會導致情緒低落和抑鬱情緒。在中醫學的觀點中，飲食和情緒之間有着密切的關係。適當的飲食調理可以幫助平衡身體的氣血津液，從而影響人的情緒狀態。通過採用一些有益於情緒健康的食材，保持適度平衡的飲食習慣，可以幫助我們改善情緒、緩解抑鬱情緒。

《黃帝內經》有云「心在志為喜、肝在志為怒、脾在志為思、肺在志為憂、腎在志為恐」，情緒失調會直接損傷臟腑，所以有「內傷七情」之説。就像肝，怒急傷肝，會導致肝臟陽氣升發太過而形成肝氣不舒，出現情緒低落，煩躁易怒，頭目眩暈，亦可能會誘發高血壓、冠心病、胃潰瘍等疾病。

在中醫飲食療法中，有許多食材被認為對於改善情緒、緩解抑鬱有明顯的效果。例如，黑木耳被視為具有補血養氣、調節情緒的功能，常被用於調理憂鬱情緒。核桃、龍眼等食材也被中醫認為能提升心情、緩解焦慮情緒。一些具有溫和性質的食材如南瓜、紅棗等，也常用於調理情緒不穩定的情況。

除了單一食材外，飲食習慣也對穩定情緒起着重要作用。中醫強調要有平衡及定時的飲食習慣，適量攝取各類食物，亦要避免過飽、偏食等不良習慣。除了營養成分外，食物的性質與熱量也可能對情緒產生影響。中醫學認為，飲食過度偏熱或進食過分

刺激的食物（如辛辣食物和油膩食物）容易使氣機不順，進而影響情緒穩定。因此，選擇清淡易消化的食物有助於平和氣機，幫助緩解抑鬱情緒。

佘醫師飲食小貼士

佛手茶有助和胃理氣、燥濕化痰

在中醫角度，佛手茶入脾、胃經，有和胃理氣、止痛功效，可以緩解脾胃虛弱引起的胃脘脹痛、噁心嘔吐和食慾不振。從現代醫學角度，佛手茶中含有揮發油、佛手內酯、檸檬內酯、橙皮苷等，有助於疏肝理氣、和胃止痛。

陳皮青蘿蔔煲鴨湯有助理氣健脾、清肺熱潤咽喉

陳皮味辛、苦，性溫，歸肺、脾經，具有理氣健脾、燥濕化痰之功效；青蘿蔔性微涼，也具有健胃消食、止咳化痰、順氣利尿、清熱解毒的功效；老鴨性平，具有滋陰補虛、利尿消腫的效果。陳皮青蘿蔔煲鴨湯具有清肺熱、潤咽喉、理氣健脾的功效，非常適合全家飲用。

先將青蘿蔔去皮、洗淨、切厚片；陳皮浸泡、去瓤備用。老鴨切去尾部，去掉腳和內臟。將所有食材加生薑放進湯鍋內，加清水，大火煲沸後，改用小火煲 2.5-3 小時，加入適量鹽調味便可。

陳皮紅茶助行氣消滯

陳皮具有理氣寬中、燥濕化痰、消食的功效（有實熱、氣虛以及陰虛燥咳者慎用）。一般用陳皮 3 克，與紅茶放入 80℃熱開水中燜泡幾分鐘，放涼後即可飲用，有助於行氣消滯。

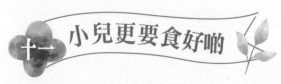

小兒更要食好啲

成年人多能理解健康飲食的重要性，但是對於幼童，他們哪會明白均衡又定時的飲食對健康的重要性？幼童因病或因口味喜好，不論父母千方百計，軟硬兼施，總之小公主或小王子不吃就是不吃。

「小兒更要食好啲」並非指兒童要吃貴價補品，而是要及早養成良好的飲食習慣。

厭食和腸胃不佳是兒童常見的問題。厭食是指兒童長時間不願進食、食慾不振、食量減少，甚至拒絕進食的一種常見病症，在 1-6 歲兒童中較為常見。這一階段的兒童正處於生長發育的重要時期，厭食或腸胃不佳會影響營養吸收，進而影響生長發育。

從中醫角度來看，小兒厭食和腸胃不佳通常與脾胃虛弱、氣血不足、脾虛濕困等因素有關。脾胃是消化系統的主要器官，負責消化食物和吸收營養。如果**脾胃功能虛弱**，會導致消化不良、食慾不振、厭食等問題。

此外，**氣血不足**和**脾虛濕困**也可能令腸胃功能失調，進而影響兒童的飲食狀況。患有初期厭食的兒童通常外貌和精神狀態未見異常，要靠照顧者細心留意才能察覺兒童有厭食的問題。厭食病程較長的兒童可能出現面色蒼白、體重減輕等症狀。

厭食主要是由於平時飲食不節制或因餵養不當，長期偏食等原因，損傷脾胃正常的運化功能，導致食慾減退、肌肉消瘦，影響正常的生長發育。

小兒「脾常不足」

小兒「脾常不足」，飲食不能自調，食物不知飢飽。有些家長缺乏育嬰保健知識，以為給予高營養的滋膩食物就是好，卻未有考慮到兒童脾胃的運化能力；或是因過於溺愛，亂投雜食，或恣意投其所好，使兒童養成偏食習慣；或進食不定時，生活不規律等，皆可導致脾失健運，胃不思納，脾胃不和的厭食症。

脾與胃互為表裏，雖各有所司，但相互關聯，合力協調整個飲食消化吸收過程。胃負責接受和容納水穀，再將食物消化為食糜，由小腸將食糜進一步消化分解成清濁兩部分：其清者，即營血物質，為小腸所吸收，上輸於脾，由脾將營養精微運送到身體各部，以滋養全身組織器官；其濁者，即食物殘渣和部分水液，則下注大腸或滲入膀胱排出體外。

脾胃相輔相成。脾為陰土，喜燥而惡濕，得陽則運；胃為陽士，喜潤而惡燥，以陰為用。所以飲食失調，會損傷脾胃功能，胃陰受損會食慾不振，脾陽受損則影響消化功能。

小兒飲食調理

要解決小兒的厭食和腸胃問題，可以通過飲食來補充營養和調理脾胃功能。

1. **薑糖水：**薑糖水是一種溫和的飲品，可以幫助暖胃和促進消化。對於脾胃虛弱的兒童，喝一杯薑糖水有助改善胃腸功能。可以用開水煮已切片的生薑約 10 分鐘左右，再加入適量紅糖拌勻即可。

生薑

2. **紅棗粥**：紅棗是一種補血養血的食
   材，對於氣血不足的小兒特別適
   合。可以將紅棗和糯米一起煮成
   粥，有助於補血調理氣。

紅棗

3. **紅蘿蔔粥**：此食療來源自《本草綱
   目》，將紅蘿蔔切碎塊，加米和水熬煮

紅蘿蔔

   成粥，亦可以加入瘦肉同煮。紅蘿蔔含有
   豐富的胡蘿蔔素，能夠刺激體內免疫物質的
   生成，提高兒童的免疫力。

4. **清淡易消化的食物**：避免給兒童吃過於油膩、辛辣
   的食物。平日可以選擇清淡易消化的食材，如蔬菜湯、薏
   苡仁粥等。

　　除了食療外，生活作息和情緒也對兒童的脾胃功能有影響，
建議家長亦要注意兒童的作息時間，保證充足的睡眠，避免給兒
童過度擔憂和壓力，將有助於改善脾胃功能。

PART 03

如何活好啲

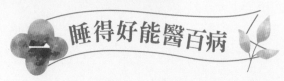

活得更自在

一 睡得好能醫百病

「睡得好能醫百病」這句話一點也不誇張。

很多人以為睡眠是一個被動靜止過程。其實不然，睡眠時只有軀體在休息，腦部仍然保持活躍。現代研究指出睡眠可分為兩種狀態：**眼快動睡眠**和**非眼快動睡眠**，分別有提高大腦功能，及提高體質和免疫力的能力。通過腦部調控，這兩種狀態每晚固定地交替出現。若睡眠不足將會大大影響健康，尤其是兒童的腦部發展。

對於長期缺乏睡眠的人來說，補眠可以讓身體獲得短暫的睡眠補償。但是補眠無法彌補所有損失，「沒有了，就是沒有了」。例如睡眠可以幫助將新學習的行為或技能整合到長期記憶存儲路徑中。如果當天沒有即時處理，即是沒有將暫存的短期記憶放入長期記憶存儲中，日後就當然無法彌補。

別以為年紀大就只需要較少的睡眠時間。成年人不論任何年齡，每晚都需要 7-9 小時的優質睡眠。隨着年紀增長，有許多與老化有關的健康問題，都和睡眠質量有關。睡得少不代表不需要睡，反而更要想辦法改善睡眠。

在中醫學角度，睡眠亦是人體進行修復的重要時間。在睡眠狀態下，人體的組織器官大多處於休息養護狀態，讓氣血能專注於灌輸到心、肝、脾、肺、腎等重要器官進行修復。據中醫子午流注理論，一日之中每個時辰都有對應的經絡臟腑值班（見本書〈順着時辰去養生〉）。晚上 11 時到凌晨 3 時是膽經和肝經運作的時間，所以晚上 11 時前入睡能養肝護膽，幫助身體修復及排毒。

所以，睡得好和睡得夠才可以令身體更健康。

不過都市人生活忙碌又壓力大，睡得好和睡得夠好像越來越難達到。睡眠不足會令人疲勞、注意力及記憶力減退、情緒波動易怒、日間嗜睡、對事物失去熱情、容易緊張、頭暈頭痛等。長期睡眠不足更可能引發高血壓、心臟病、中風、糖尿病、肥胖、精神病、腦力衰退等。

如何睡得好？

想提升睡眠質素，中醫養生調理可以有助改善睡眠。

1. 睡前泡腳

人的雙腳有着與各臟腑相對應的反射區，用溫水泡腳刺激這些反射區，可以促進人體血液循環，增強臟腑功能。同時透過水的溫度及浮力，可以刺激腳底穴位和各臟腑的反射區，幫助新陳代謝和舒緩疲勞。不時容易手凍腳凍，睡眠質素較差的人士都很適合泡腳養生。

泡腳水溫：大約維持略高於體溫的溫度（約 38℃-40℃），泡腳時會微微冒汗的程度即可。

泡腳時間：在晚上泡腳有助於緩解一天的疲勞、放鬆中樞神經、幫助睡眠。每次泡腳不超過 20 分鐘。

泡腳水位：讓水位略高於靠腳眼位置的三陰交穴。三陰交穴在小腿內側腳踝向上約 3 寸（約 4 根手指寬）處，三陰交穴有活血的功效，可以疏通肝、脾、腎三條經絡的氣血。需注意

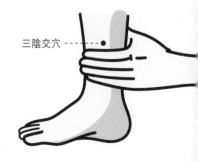

三陰交穴 ----------

按摩三陰交穴會促進子宮收縮，有流產或早產之虞，孕婦不宜按摩此處。

　　泡腳後記緊要擦乾雙腳，再穿上保暖的襪子來維持腳部的溫度，以達到養陽氣的效果，並且適量喝暖水，補充因排汗而散失的水分。

泡腳注意事項：

- 飯前飯後 30 分鐘內，過飢、過飽、飲酒後，或身體過度疲勞、精神緊張、驚恐、焦躁者，均不宜泡腳。
- 痛覺和溫覺異常、高齡、語言障礙、認知障礙者慎用；如必須使用，應有專人全程陪護。
- 有出血傾向疾病及凝血功能異常者，或平日經量過多及產後婦女，如需泡腳應先諮詢中醫師。

2. 安神助眠食療

蓮子百合湯（1-2 人份量）

材料：蓮子 12 克，百合 12 克，豬瘦肉片適量

做法：蓮子及百合洗淨備用。煲中加入適量清水，用大火煲至水滾，加入所有材料，煮沸後轉小火繼續煲 1.5 小時。

黨參桂圓烏雞湯（2-4 人份量）

材料：黨參 30 克，桂圓 10 克，山藥 30 克，陳皮 1 角，烏雞 1 隻

做法：烏雞斬件、洗淨、汆水，備用；將所有藥材洗淨，浸泡約 15 分鐘。煲中加入適量清水，用大火煲至水滾，加入所有材料，煮沸後轉小火繼續煲 2 小時。

茯神元肉助眠湯（2-4 人份量）

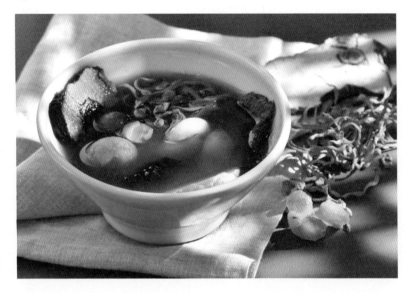

材料： 茯神 45 克，桂圓（元肉）15 克，蓮子 15 克，百合 12 克，蟲草花 30 克，陳皮 1 角，南棗 3 枚，生薑 2 片

做法： 1. 將所有材料（生薑除外）用清水沖洗乾淨。

2. 所有藥材用清水浸泡 15 分鐘。

3. 將所有已浸泡的藥材置鍋內，加 15 碗水，大火煮開後，轉小火煲 1.5 小時。

4. 可加已汆水的瘦肉同煲。

110

3. 按摩神門穴

神門穴位於手腕處，掌心
朝向自己時，手指尾向下延
伸、手腕關節橫紋處，有個骨
頭之間的凹陷處。神門穴是心
的原穴，屬於手少陰心經，具
有滋陰降火、養心安神作用，

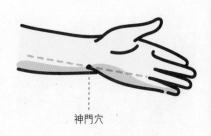

神門穴

按壓神門穴可改善與心臟、心神相關毛病。當遇上焦慮、失眠、
暈車、五十肩、胃酸倒流或更年期不適等問題，都可以試試按壓
神門穴舒緩。

4. 調整睡姿

睡眠的姿勢因人而異，中醫養生主張最理想的姿勢是「右側
屈膝而臥」，即是向右側弓字形睡，這個姿勢可以幫助舒展心脾
之氣，放鬆四肢肌肉，有利流通氣血和通暢呼吸道。

人的心臟位於左側，向右側睡時心臟位於胸腔高點，既不會
壓迫心臟也能幫助心臟減輕負擔。右側睡時處於右邊的肝臟便會
落在低位，增加肝臟的供血量，幫助加速排出毒素廢物，而且胃
部的食物也較容易輸送到右邊的十二指腸，幫助消化。

不過多數孕婦則宜左側臥，因為大部分孕婦在中、晚期時都
會出現子宮右旋傾斜，左側臥可減少對右側輸尿管及子宮血管的
壓力，對胎兒及孕婦均有好處。另外，一些患有肺病、心臟病或
骨骼問題的人士，亦可能需要不同臥式助眠，要視乎個別人士情
況而定。

手到拿來舒緩疲勞穴位

工作忙碌的你，是否時常「有返工、無收工」，處於電腦長開，工作電郵無休止的狀態？是否有感忙碌到不知今夕是何夕，總覺得渾身不是勁？

疲勞是困擾都市人的亞健康問題之一，主要是因為過度勞累（包括腦力和體力）、飲食生活不規律、工作壓力和心理壓力過大等。長期處於身心受壓的情況下可能有焦慮、抑鬱、失眠等不同症狀，令睡眠質素變差而成為惡性循環，必須要盡早調理。

自我調理要以「解鬱舒壓，安神暢情」為目標，找出最適合自己的調節壓力和放鬆方法，例如靜坐放鬆去調節呼吸和調心腎，再配合健康茶飲輔助調肝解鬱。

要舒緩疲勞，當然不要做太勞累的活動。可以通過按壓頭部和手腕的穴位舒緩疲勞，簡單容易掌握，又手到拿來。

舒緩疲勞穴位

百會穴位於頭頂正中央，想像由雙耳到頭頂畫一條線，再由眉心往頭頂畫一條線，兩條線的交接點就是百會穴。百會穴是全身氣流交匯之處，可以疏通頭部經氣。而且頭頂有大量血管和神經通過，按摩百會穴四周亦可有助恢復精力、化解身體疲勞沉重、預防頭暈。

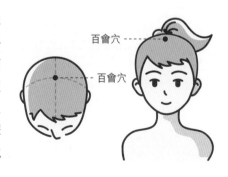

百會穴

百會穴

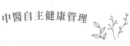
風池穴位於後頭部，微低頭後在枕骨下方，兩條大筋之間明顯凹陷處就是風池穴。按壓時用大拇指和中指自然放在枕骨兩旁，輕輕滑動。風池穴有祛風、解表、清頭目、利五官七竅的功效。

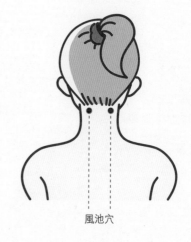

風池穴

內關穴位於前臂內側。將一手的食指、中指和無名指併攏，放在另一手手腕內側，無名指剛好觸碰另一手手掌同手腕交界處的橫紋，這個時候三指併攏的食指所在位置，就是內關穴。按壓內關穴有補氣血，預防心肌梗塞功效，另外對減輕胃脹都有幫助。

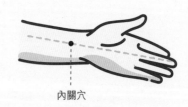

內關穴

亦可以以空掌掌拍手臂內側的**心包經**（天泉穴至大陵穴連線），即是從手臂上端，沿着內側一路拍打或按摩到手掌的部位。以中等力度勻速拍打，方向自上而下，每一側各拍打 5 分鐘，共 10 分鐘。要注意拍打力度不要過大，皮膚感染、潰瘍、瘢痕部位都不宜拍打。

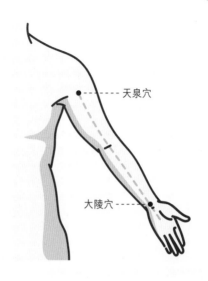

天泉穴

大陵穴

除了按摩穴位外，也可以飲用日常舒壓茶療。將玫瑰花放入茶杯，倒入開水浸泡，待水溫至 60℃ 時加入蜂蜜攪拌均勻，即可飲用。適量飲用有助理氣止痛、疏解情緒、美容養顏。

要舒壓和舒緩疲勞，最重要是在忙碌生活中都不要忘記調整呼吸：

吸氣 ⟶ 再慢慢呼氣 ⟶ 放鬆 ⟶ 再重覆。

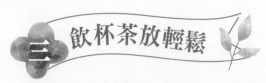 三 飲杯茶放輕鬆

　　茶自古以來都被譽為「萬病之藥」，茶葉最早的應用是藥用，後來才逐漸演化為飲料。唐代著名醫學家陳藏器在《本草拾遺》中稱譽茶為「諸藥為各病之藥，茶為萬病之藥」。至現在，茶療亦成為防治防病和養生保健的一種自然療法。

　　茶的傳統功效包括：少睡、安神、明目、清頭目、止渴生津、清熱、消暑、解毒、消食、醒酒、去油膩、下氣、利水、通便、治痢、去痰、祛風解表、堅齒、治心痛、療飢、療瘡治瘻、益氣力、延年益壽等。

　　現代研究亦有發現茶葉含有多種功能性成分，例如茶多酚、兒茶素、咖啡鹼、茶色素、氨基酸、多種維他命以及礦物質元素，有抗腫瘤、抗氧化、抗輻射和重金屬毒害等作用，可以防止高血壓引起的動脈硬化、中風、糖尿病、高脂血症、脂肪肝以及皮膚病等多種疾病。經常飲茶更可有效地保護身體細胞免受自由基的攻擊和氧化損害，延長細胞壽命，延緩人體的衰老速度。

　　不過，大前提都要「飲得對」。

如何選對茶

茶葉根據製法和寒溫性質可以分為綠茶、白茶、黃茶、青茶、紅茶和黑茶。發酵度越低，越偏於寒涼，發酵度越高，越偏於溫熱。寒涼茶種可以幫助清熱解毒，生津止渴；溫性茶種則有助溫胃養胃，消滯去膩。所以要飲茶都要選對時機，選對茶種。

綠茶是不經發酵的茶，屬寒性，有提神醒腦、生津止渴、清熱解毒、消暑利水、明目治痢功效。茶葉色澤和沖泡後的茶湯以綠色為主調。如西湖龍井、洞庭碧螺春、信陽毛尖、黃山毛峰、日本綠茶、台灣綠茶等都是常見的綠茶。

白茶屬於輕發酵茶，偏寒，有清熱解毒、生津止渴、健牙護齒、消暑利水功效。白茶的加工過程不經炒揉，只有萎凋和烘焙兩道工序。茶葉具獨特的甜毫香，湯色黃綠清澈，滋味清淡回甘。常見品種有白毫銀針、白牡丹、貢眉、壽眉等。

黃茶亦屬輕發酵茶，在製作過程中經燜黃工序而成。黃茶屬涼性，有祛痰止咳、運脾消食、清熱解毒功效。茶葉外觀呈黃褐色，茶湯是淡黃色，茶味較清醇。常見品種有君山銀針、蒙頂黃芽、霍山黃芽等。

青茶屬於半發酵茶，視乎不同的品種、發酵和焙火程度之不同，可屬涼性、中性或偏溫性，多有提神醒腦、去膩消食、生津止渴、下氣醒酒功效。茶葉外觀呈深綠或黃褐色，茶湯多帶有花果香味，例如鐵觀音、武夷岩茶、鳳凰單樅、台灣烏龍茶、東方美人茶等。

紅茶屬全發酵茶，溫性，紅茶的特徵是外觀和茶湯均呈紅褐色，有溫陽活血、暖胃止瀉、散寒除濕、下氣止逆功效，例如印度阿薩姆、中國祁門、斯里蘭卡烏瓦、印度大吉嶺等。

黑茶是經過全工序的後發酵茶，溫性，有溫胃養胃、消滯去膩、驅風醒酒功效，例如湖南千兩茶、廣西六堡茶、雲南普洱茶等。

按體質選對茶

由於茶葉按照其發酵的程度，所體現的性味都不同。不同性味的茶葉既有適用人群，亦有飲用禁忌，可以根據九種體質，選擇適宜的茶飲，使身體保持陰陽平衡的健康狀態。除了單純泡茶葉飲用外，亦可以按體質配合不同的藥材製作藥茶方：

氣虛體質

• 人參茶：人參 3-5 克。以 200 毫升熱開水沖泡，加蓋焗泡 10 分鐘。
• 人參菊花茶：人參、杭白菊各 5 克。以 200 毫升熱開沸水沖泡，加蓋焗泡 10 分鐘。

陽虛體質

• 甘草乾薑茶：乾薑 3-5 克、炙甘草 3 克、紅茶 1-2 克。將材料放入茶杯中，加入 200 毫升熱開沸水，加蓋焗泡 5 分鐘。
• 陽虛體質人士應少飲綠茶、黃茶。

陰虛體質

• 沙參麥冬茶：北沙參、麥冬、桑葉各 3 克。將材料洗淨後放入鍋中，加 200 毫升清水，浸泡約 15 分鐘，煮沸，倒出藥茶即可飲用。
• 陰虛體質人士慎喝紅茶、黑茶、　茶。

痰濕體質

- **山楂茶**：山楂 10 克。將山楂放入茶杯中，加 200-400 毫升熱開水，加蓋焗泡 10 分鐘。
- **楂明茶**：山楂 5 克、決明子 3 克、花茶 3 克（花茶可選茉莉花、桂花、珠蘭花、玫瑰花或玳玳花等）。將山楂和決明子放入茶杯中，加 200-400 毫升熱開水，加蓋燜泡 10 分鐘，再放入花茶，加蓋再燜泡 5 分鐘。

濕熱體質

- **荷葉決明茶**：荷葉 6-10 克 、決明子 10-15 克。將材料放入茶杯中，加 200-400 毫升熱開水，加蓋燜泡 10 分鐘。
- **馬齒莧茶**：馬齒莧 5 克、綠茶 3 克。將馬齒莧放入茶杯中，加 200-400 毫升熱開水，加蓋燜泡 10 分鐘，再放入綠茶，加蓋再燜泡 5 分鐘。
- 濕熱體質人士慎飲紅茶、黑茶、重發酵青茶。

血瘀體質

- **益母花茶**：益母草、川芎、當歸、花茶各 3 克（花茶可選茉莉花、桂花、珠蘭花、玫瑰花或玳玳花等）。將益母草，川芎和當歸放入鍋中，先用 200 毫升冷水浸泡約 15 分鐘，再煮沸即可，倒出藥茶便可飲用。
- **注意**：孕婦、月經量多者禁用。
- 血瘀體質人士慎飲紅茶、黑茶、重發酵青茶。

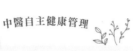 氣鬱體質

- **玫瑰花茶**：玫瑰花 3-5 克，以約 200 毫升熱開水，加蓋焗泡 5 分鐘。可酌情添加少量冰糖調味。
- **茉莉花茶**：茉莉花 3-5 克，以約 200 毫升熱開水，加蓋焗泡 5 分鐘。可酌情添加少量綠茶。

注意

如果不確定自己的體質，
宜先諮詢中醫師意見。

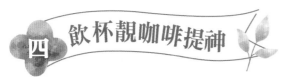

四　飲杯靚咖啡提神

不少人喜歡以一杯香濃的咖啡作為一天的開始。現代醫學研究指出,適量的咖啡能減輕心血管負擔,有助提神醒腦。在早上品嚐一杯香醇咖啡,能令到心情變好之餘,又可以幫助延長好精神直到下午。

中醫看飲咖啡

在中醫學角度,咖啡豆取自咖啡樹的果實,咖啡味微苦澀,性平,有醒神、利尿、健胃的功效。咖啡是烘焙製品,從中藥學的觀點,烘焙後性質會稍偏溫,部分人士不宜過量飲用。例如陰虛體質人士過量飲用會容易產生腹部不適、胃脹痛的症狀;濕熱體質人士過量飲用則會加重其化熱傷陰、助火上逆之表現,令濕熱情況加劇。

喝咖啡時亦應注意其他食物的配合。在營養學角度,咖啡含有單寧酸,會阻礙身體吸收鈣質和鐵質。所以在喝咖啡時,應盡量避免同時食用含大量鈣質及鐵質的食物,又或是濃茶等含單寧酸的飲料。在日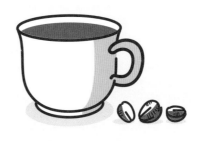常膳食中,嗜咖啡者需多補充鈣質和鐵質,例如可以吃杜仲、南棗、紅棗、花生衣等,以免影響骨骼健康和造成經絡不通、氣血瘀滯等問題。

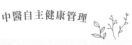
喝咖啡要找對時間

如不想被咖啡因影響睡眠,便要找對時間喝咖啡。咖啡因在人體內的半衰期約為 5-7 小時。假設你在晚餐後喝咖啡,時間大約是晚上 8 時,那麼到凌晨 1 時,仍有 50% 的咖啡因在你的腦部組織中起作用。如果不想被咖啡因干擾睡眠,可以提早喝咖啡的時間,例如習慣晚上 11 時就寢,就要在睡前 7 小時(或以上)不再喝咖啡。

同時,還要注意年紀愈大,在腦中和身體清除咖啡因所需的時間就愈長。所以隨着年紀增加,咖啡因對睡眠的干擾也會變得愈明顯,那就要考慮提早喝咖啡的時間。

除了咖啡因的考慮,不同類型的咖啡都有不同熱量。在選擇咖啡的時候,可以優先考慮黑咖啡或者用植物奶調配的咖啡,亦最好少加或不加糖。

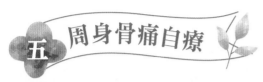

五　周身骨痛自療

久坐不動，除了容易積存脂肪外，亦容易積存慢性痛症。

長期久坐或姿勢不正確、重體力勞動、肥胖等會令到不同的關節和肌肉長期反覆勞損。日積月累的磨損會引起持續或者間斷性的隱痛、刺痛或酸痛，亦會因為體位不當、勞累及天氣變化等誘因而加重，在嚴重時期可能一個小動作都會令人痛不堪言。長期的疼痛更會影響我們的日常生活，包括情緒、睡眠質素及生活質素等。

我們可能會為了避免遇到「痛」而減少活動，卻因此引致肌肉繃緊無力，影響日常生活，造成壓力及焦慮。壓力及焦慮會令睡眠質素下降，令精神疲憊，情緒易波動，甚至抑鬱。由於情緒低落和缺乏睡眠，降低了活動的意慾，令肌肉功能進一步下降，最後更會因為身體機能和肌肉功能低下而令身體更容易受傷。

所以，初起痛症時應盡快處理，以避免墮入因怕「痛」而減少活動的惡性循環中。

常見的痛症

肩關節周圍炎（簡稱肩周炎）是因肩關節周圍肌腱、腱鞘、滑囊和關節囊等軟組織慢性炎症粘連，限制肩關節活動，引起肩部疼痛和活動障礙，疼痛在晚上會加劇，當睡眠時以患側側睡時疼痛尤增。此症可因長期勞損，日積月累發展而成，痛楚也因此日漸加劇，肩關節也漸漸難以活動。因肩周炎多發生在 50 歲左右，故稱又「五十肩」。

手肘痛（又稱網球肘）一般會出現於過分操勞人士，特別是需作不斷重複動作或長期要握穩器具之人士。患處因長期過分勞損或缺乏充足的休息，令肌腱發炎而產生疼痛。手肘痛一般可分為外手肘痛（網球肘）及內手肘痛（哥爾夫球肘）。患者手肘位置疼痛，嚴重者會擴展到前臂，手肘或手腕會難於發力，提取重物時疼痛會加劇，影響日常生活，如扭毛巾、開門鎖及切菜等。

拇指腱鞘炎（俗稱的媽媽手或滑鼠手）是因拇指肌腱及其腱鞘長期過度摩擦，令腱鞘發炎腫脹阻礙滑動，產生疼痛及影響拇指功能。成因包括長期重複勞損，特別是長期使用智能手機或手抱嬰孩、經常以不正確的手部姿勢提舉重物、拇指力量不足、肌肉柔韌度不足、手指過度用力、意外扭傷等。患者手腕橈側繃緊、疼痛、發紅、腫脹或發熱，嚴重者可蔓延至前臂。由於拇指或手腕難於發力，提取重物時疼痛會加劇，更會影響日常生活，如扭毛巾、開門鎖、開水樽及照顧嬰孩等。

腰椎間盤突出症是因髓核組織從腰椎間盤纖維環的破裂處突出，導致相鄰的神經根甚至脊髓受到刺激或壓迫，進而出現腰部及下肢疼痛麻木為主要特徵的一系列表現。多與單一姿勢長時間工作（如久坐久站）、重體力勞作、肥胖、缺乏運動等有關。

中醫的痛症康復治療有療效

在中醫學角度，以上症狀皆屬於中醫的「痹證」範疇。多因外傷勞損、氣血不足及風寒濕邪等侵襲不同部位，導致經絡不通、經氣不利，血脈不能濡養筋骨，筋脈拘急而痛。中醫的痛症康復治療着重於疏痛氣血，舒筋活絡，主要運用針灸和推拿療程，並配合中藥、傳統體育運動等療法幫助恢復和鞏固康復治療

的效果，對關節和肌肉勞損很有療效。

家居自療痛症

暖敷法

中醫理論中有「通則不痛，痛則不通」的說法，是指如果氣血暢通就不會疼痛，如有疼痛則說明氣血不通。平日要緩解慢性痛症的不適，可以使用**暖敷法**舒緩，用溫度約為 35℃-40℃ 的暖水袋或電熱毯，敷在患處 15 分鐘。

暖敷的作用為直接提升患處的溫度，使皮下血管擴張，促進血液循環，加快新陳代謝，減輕肌肉痙攣，以達到「通則不痛」，緩解慢性痛症的不適。一般而言，因風邪、寒邪、氣滯、血瘀、寒濕、氣血虛等引起的痛、麻、酸軟等不適症狀的慢性炎症及痛症（沒有發紅或發熱的症狀）皆適用暖敷法。

適合暖敷的情況

症狀或不適狀況	暖敷的位置
慢性痛症、肌肉酸軟疲勞、抽筋	相關痛處
頭痛	頸枕、太陽穴和眼睛附近
四肢末端麻木冰冷	手掌腳掌、泡腳
胃痛	上腹部（肚臍以上範圍）
痛經	下腹部（肚臍以下範圍）
眼睛疲勞	眼眶周圍
睡眠不佳	背部、泡腳
吹風受寒作感冒	大椎穴

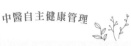
注意事項：

- 暖敷溫度要適中，避免燙傷。尤其是老人皮膚對溫度反應遲鈍，應經常留意暖敷的溫度。
- 暖敷後避免吹風受寒。
- 有急性炎症（有熱的症狀）及皮膚有開放性傷口不宜使用暖敷法。

穴位按摩

若平日遇到輕微痛症，亦可以自行按摩穴位舒緩痛症的不適，方法簡單易操作。

巨骨穴：位於人體的肩上部，鎖骨肩峰端和肩胛岡之間的凹陷處。主要治療肩臂疼痛，有通經活絡、化痰散結、理氣消痰、寧神的效果。

曲池穴：位於手肘外側端，肘彎起後橫紋結束的凹陷處。曲池穴可以用來治療網球肘，亦有解熱（例如高燒、潮熱、有灼熱感的腹瀉引起的發熱）、清熱涼血、緩解皮疹瘙癢的功效。

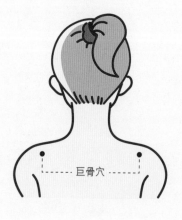

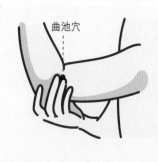

合谷穴：合谷穴是最好的止痛穴道之一，位於在手部虎口，大拇指與食指掌骨間靠近食指處。合谷穴是止痛大穴，可以緩解任何類型的疼痛，主治頭痛、眼睛酸痛、牙痛、喉嚨痛等頭面部的疼痛，也有助於緩解經痛、腹痛、肩臂疼痛等。常按合谷穴更可預防感冒、鼻塞、過敏、耳鳴、眩暈等。

按壓合谷穴時應該朝着食指方向按壓而不是朝掌心按，按壓時會有酸脹的感覺。每次揉按 3-5 秒，按壓 10-15 下，交替按壓另一隻手。注意：按摩合谷穴會促進子宮收縮，懷孕期間禁用此穴。

委中穴：委中穴位於膝蓋正後方，膝窩內兩條肌肉的正中央位置。主要功效是治療急性腰扭傷、坐骨神經痛、膝關節疼痛等。此穴位也有通經絡、散瘀血的作用，可治療中暑、痔瘡、高血壓等疾病。如睡眠中突然小腿抽筋，也能透過按摩委中穴緩解症狀，再伸展小腿即可鬆筋。

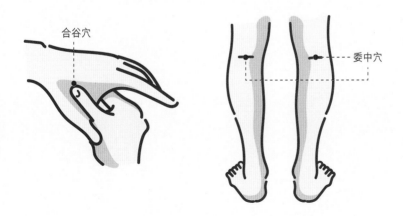

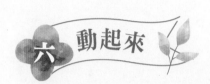

六　動起來

「多做運動有助健康」這句說話聽得多，但是在忙碌的生活中，想停下來都難，又怎麼有時間規律地做運動？

「規律運動」是生活方式醫學中的一個關鍵概念，它強調通過持續的身體活動和運動，可以改善身體的心血管健康，降低慢性疾病的風險，還有助於維持正常體重，增強肌肉和骨骼的健康，改善睡眠品質，促進情緒和心理健康，提高整體的生活質量。

多做運動好處多，不過與其強擠時間不情願地做運動，可以先從動起來入手，增加日常生活中的活動量，亦有助身體健康。除了規律運動，「最緊要郁」對生活忙碌的人士來得更重要。

「最緊要郁」

💮 怎樣郁？

運動的種類繁多，能令你離開久坐着的椅子上都可以算是動起來的第一步！

- 帶氧運動（如慢跑、游泳、騎自行車）有助於維持或改善心肺健康。
- 肌肉強化活動（如舉重、彈力帶運動）可以維持或增加肌肉力量、耐力和爆發力。
- 伸展運動（如瑜伽、太極拳）可以增加肌肉和關節的靈活性。
- 平衡訓練（如單腳站立、腳跟到腳尖沿着一條直線行走、站在平衡板）可改善身體控制和穩定性，有助於預防摔倒和其他傷害。

運動不僅是在健身房或運動場上進行的活動。在日常生活中，減少久坐的時間，尋找機會增加活動量，例如走路、爬樓梯、做家務等都是增加身體活動的好方法。

有研究顯示，快步走或者爬樓梯可能會延長壽命。這項進行了近 7 年的觀察性研究追蹤了超過 25,000 名平均年齡為 62 歲，不進行運動的男性和女性，發現每天進行 3 次融入日常生活的短暫帶氧體力活動（如快步走、爬樓梯）與不進行任何運動的人相比，癌症以及心血管疾病死亡的風險降低了 38-48％[1]。當然，進行這些短暫帶氧體力活動要根據自身情況量力以為，並要在環境安全下進行。

這些日常生活活動可以根據個人的能力和興趣調整，目的是確保身體能夠保持適度的活動水平。通過結合不同的活動，可以全面促進身體的健康和功能。

郁多久？

根據世界衛生組織的建議，每週應至少進行 150 分鐘的中等強度帶氧運動，或 75 分鐘的高強度帶氧運動。此外，每週應進行至少兩次的力量訓練活動。這些時間和頻率可以按個人目標和能力調整，即使未能達到世界衛生組織的建議都不必擔心。

根據一項有關運動與抑鬱風險的綜合研究，對超過 191,000 名參與者的運動模式進行的分析，發現較短、較慢的跑步對心理健康的支持程度與長跑相當。研究人員比較了每週完成 150 分鐘

---

1 Stamatakis E, Ahmadi MN, Gill JMR, Thøgersen-Ntoumani C, Gibala MJ, Doherty A, Hamer M. Association of wearable device-measured vigorous intermittent lifestyle physical activity with mortality. *Nat Med*. 2022 Dec;28(12):2521-2529.

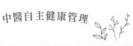
中度強度帶氧運動的跑步者和只完成一半時間的跑步者。運動時間更長的人的抑鬱風險降低了 25％，但即使是運動時間較短的人，其抑鬱風險也比完全不運動的人降低了 18％[2]。

可見「動起來」比運動時間的多寡更為重要。好好的按自己的生活習慣制定個人化的「最緊要郁」計劃，利用日常生活中的不同活動讓自己稍離開久坐的椅子，持之以恆地動起來。

中醫學角度看動起來

中醫養生講求「勞逸適度」，是指要將腦力勞動、體力勞動，與睡眠、休閒適當配合起來。過度勞累或過度安逸，都會耗神傷身，不利於身體健康，做運動亦然。適度的體能運動，可以增強臟腑功能，促進血液循環和氣血運行，提升人體的各項機能，使人精力旺盛；而在運動後適當休息，可緩解疲勞，並補充生理活動所需的能量，還能提高免疫力。但若不適當地做運動，反而會加重身體負擔。

運動量愈多便愈健康？

中醫古籍《黃帝內經》有言「上古之人，其知道者……食飲有節，起居有常，不妄作勞」。此句中的「道」是指「養生之道」，意指古人了解養生之道，首先飲食要節制，起居生活要跟隨自然的規律，不會肆意令自己勞累。「不妄作勞」是養生其中一個很重要的守則，所謂「勞則氣耗」，過勞會令我們的氣減少，因此

2 Pearce M, Garcia L, Abbas A, Strain T, Schuch FB, Golubic R, Kelly P, Khan S, Utukuri M, Laird Y, Mok A, Smith A, Tainio M, Brage S, Woodcock J. Association Between Physical Activity and Risk of Depression: A Systematic Review and Meta-analysis. *JAMA Psychiatry*. 2022 Jun 1;79(6):550-559.

運動時毋須令自己筋疲力盡。「氣為血之帥」，氣弱則血弱。過度運動會令我們的氣血減少，影響我們的精神及力量。

同時亦要注意不要帶病運動，要在經過治療或在醫生的指導下按病情、活動能力和身體耐受性等因素進行適當的運動，避免過度勞累，以幫助身體儘早恢復健康。

做運動多出汗就是好？

做運動需要量力而為。運動時間不要過長，運動量也不要太大。在正常情況下，運動後會適量出汗，脈搏和呼吸會加快，但不應過於劇烈或異常。運動後亦應以無過度疲勞為度，即次日可恢復精神體力。如果在運動過程中出現過度大汗淋漓、過度疲勞、呼吸急促或脈搏過快等症狀，可能意味着運動強度過大。

出汗是人體的體溫調節方式，天氣炎熱或運動的時候，人體通過汗液的蒸發把體溫降低到正常水平。但是，出汗太多也不是件好事。中醫理論中有「陽加於陰謂之汗」的説法，意指汗液由津液（身體中的各種生理水液，包括各臟腑組織內的體液及其他分泌液）組成，在體內的陽氣推動下，津液從汗孔排出體外，從而達到調節體溫、排邪及潤膚等功效。所以適當排汗對身體是有益的，但並不代表越多越好。

中醫理論亦有謂「汗為心之液」，汗出過多易耗損心的陰陽氣血，會見心悸、心慌、心煩、失眠等。而且，汗血同源，血又載氣，出汗過多會耗損津液，津液耗損就不能將氣運走全身。若是在短時間內出汗太多，會很容易耗氣及感到疲倦。

所以做運動、長期戶外工作、體力勞動者要適時補充水分，避免過度排汗，慎防因出汗過多而出現虛脱眩暈。

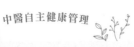
🍀 甚麼時間做運動好？

不少人因為生活忙碌，只能待晚上才能做運動，不過按傳統中醫理論，運動還是在日間做較好。

「日出而作，日入而息」是數千年來人類生活的模式。一日之中，太陽剛出來的時候，人體的陽氣也開始上升，日中陽氣最旺。到太陽下山後，人的陽氣便會開始潛藏起來。至晚上陰氣會愈為隆盛，所以在晚上應該多休息或做一些較輕鬆的事。如果在晚上做劇烈運動的話，就等如把本應潛藏的陽氣引動，導致我們睡眠不安穩。入夜後亦應「無擾筋骨，無見霧露」，是指不要再進行過度的體力活動擾動筋骨，而且在晚上做運動出汗，過分舒張汗孔的話，容易受到外來的寒濕邪氣侵犯。

理想的養生習慣是要順着時辰去作息。因此在白天陽氣旺盛之時做運動可以振奮陽氣，提升一整天的精神及體力。

🍀 怎樣選擇適合的運動？

運動種類繁多，除了按個人能力和興趣外，亦可以根據不同的體質選擇相應的運動類型和強度。例如，對於體質偏虛弱、氣血不足的人，可以選擇低強度運動，如散步、太極拳等，並逐漸增加運動時間。體質偏陽盛、氣血旺盛的人，可以選擇適度的帶氧運動，如慢跑、游泳等，亦要控制運動時間，避免過度運動。

- 平和質：宜適量運動。年輕人可選擇跑步、球類運動等，中老年人可選擇太極拳、散步等。
- 氣虛質：宜選擇比較柔緩的運動，推薦太極拳、八段錦、慢跑、健步走等。
- 陽虛質：推薦五禽戲、八段錦、臥功、跳繩、跑步等。

- **陰虛質**：宜進行中小強度間斷性運動，推薦太極拳、太極劍、八段錦、游泳等。
- **痰濕質**：宜長期堅持運動，推薦散步、慢跑、乒乓球、羽毛球等。
- **濕熱質**：宜選擇較大強度和活動量的運動，推薦中長跑、爬山、各種球類運動等。
- **血瘀質**：宜堅持運動，推薦易筋經、太極拳、五禽戲、健身操、舞蹈等。
- **氣鬱質**：宜堅持較大量的運動，推薦跑步、五禽戲、瑜伽等。
- **特稟質**：推薦六字訣。

　　當然，最直接的活動方法就是先增加日常生活中的活動量，謹記 ── **最緊要郁**！

七　提升腦動力

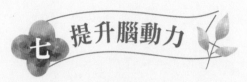

「老啦，記性差啦……」

記憶力衰退並非不能預防，或者至少可以延緩發生。雖然年齡是腦退化的最重要已知風險因素，但是腦退化並不是老齡化不可避免的後果。另一方面，腦退化亦不單純影響老年人，因為有多達 9% 的病例是在年輕時患上腦退化（即在 65 歲之前出現症狀）[3]。有研究表明，通過身體活動、不吸煙、有限度飲酒、控制體重、健康飲食以及保持健康的血壓、膽固醇和血糖水平可以降低認知能力下降和腦退化的風險[4]。美國生活方式醫學會更建議 5 個能保持大腦健康的方法「NEURO」。

NEURO

✿ Nutrition 營養

近年來已有眾多的研究提出攝取過量糖分和鹽分、不健康脂肪，及低膳食纖維含量的不健康飲食習慣，對腦部健康和認知力帶來負面影響。建議遵循均衡飲食，包括食用多樣化富含營養的食物，例如水果、深綠色蔬菜、全穀物、堅果、瘦肉和健康脂肪，有助於保護大腦免受氧化壓力的損害。

3　世界衛生組織．https://www.who.int/news-room/fact-sheets/detail/dementia
4　Jaqua E, Biddy E, Moore C, Browne G. The Impact of the Six Pillars of Lifestyle Medicine on Brain Health. *Cureus*. 2023 Feb 3;15(2):e34605.

Exercise 運動

定期的運動對身體、社交和情緒健康有許多益處。同時，在運動過程中會刺激大腦釋放化學物質，促進神經元的連接。這將有助於保護大腦，並減緩隨着年齡增長而發生的自然衰退。定期的運動有助於維持和發展健康的大腦，延緩衰老過程。

Unwind 放鬆

慢性壓力會損害大腦功能，並對整體健康產生負面影響。建議尋找健康的方式來管理壓力，例如通過正念練習、深呼吸練習、瑜伽等都能幫助放鬆和減壓。

Restore 恢復

要提升腦動力，就不得不提睡眠的重要性。睡眠除了對於存儲記憶非常重要外，近年有研究指出睡眠會改變大腦的細胞結構，更是大腦清除毒素的好時機。在睡眠時，大腦細胞之間的空間會增加，從而使大腦能夠清除在清醒時積累的毒素[5]。所以一晚良好的休息可以讓腦部重啟，令思維更加清晰，更有助提升認知功能和整體大腦健康。

建議嘗試連續 7 天晚上都在同一時間上床睡覺，並在 7 至 8 小時後起床。讓你的大腦藉着睡眠重新組織，以應對第二天的挑戰。

5　Xie L, Kang H, Xu Q, Chen MJ, Liao Y, Thiyagarajan M, O'Donnell J, Christensen DJ, Nicholson C, Iliff JJ, Takano T, Deane R, Nedergaard M. Sleep drives metabolite clearance from the adult brain. *Science*. 2013 Oct 18;342(6156):373-7.

Optimize 優化腦部活動

除了身體要有適量運動外，腦部都需要定時「動起來」。在每日的例行生活中，加添不同的腦部活動和刺激，例如閱讀、解謎題、學習新技能，甚至社交互動，都可以保持大腦的活躍，有助於維持認知功能。

除了 NEURO 以外，要保持腦動力亦要避免有害物質的影響。不單要盡早戒煙，亦要限制或避免飲酒。有研究指出，就算不過量飲酒（指女性每天不超過 1 杯，男性每天不超過 2 杯），長期飲酒都會令腦部受損，增加認知衰退的風險 [6]。

中醫角度看健忘

早期記憶減退屬中醫「健忘」、「善忘」範疇，多見於中老年人。五臟的功能和記憶力有密切關係。「心者，君主之官也，神明出焉。」，是指心在五臟六腑當中負責統攝各臟腑，相當於一個君主，亦主宰人的精神活動。腎主腦，記憶減退或腦退化亦多與腎精虧虛有關。記憶減退也可因為身體虛弱令脾腎不足；或因勞思過度而損傷心脾；或因氣血津液運行失常，使痰瘀痺阻腦竅等。由於健忘的病因和病機較為複雜，需要經中醫師辨證論治，根據不同的情況制定治療方案。

6　Topiwala A, Allan CL, Valkanova V, Zsoldos E, Filippini N, Sexton C, Mahmood A, Fooks P, Singh-Manoux A, Mackay CE, Kivimäki M, Ebmeier KP. Moderate alcohol consumption as risk factor for adverse brain outcomes and cognitive decline: longitudinal cohort study. *BMJ*. 2017 Jun 6;357:j2353.

　　如果平日想健脾安神，茯苓、黨參、黃芪具補氣之效，可強化脾胃系統，改善健忘。若屬腎虛證型者，可用益智仁、桑椹、菟絲子、製何首烏、肉蓯蓉等來補腎。食材上例如枸杞子、松子、核桃、百合、桂圓、大棗、蓮子等亦有助提高記憶力。

八 尋找專屬於你的平衡點

你健康嗎？

世界衛生組織將健康定義為「健康不僅是沒有疾病，而且包括軀體健康、心理健康、社會適應良好和道德健康」。

那麼，你健康嗎？

人體完整的生命活動是由心理功能和生理功能相互影響所構成。心理狀況會通過情緒活動影響身體內臟器官功能，不同的情緒會對人體產生不同的反應。

肯定和積極的情緒可以提高體力和腦力勞動的效率，使人保持健康。但是在強烈或持續的消極情緒下，首先影響的是神經系統的功能，繼而導致各種心身疾病。

甚麼是心身疾病？

心身疾病是指以軀體症狀為主，通常發生在自主神經支配的系統或器官，有明確的病理生理過程的疾病。疾病的發生和發展與心理社會刺激和情緒反應有關，某種個性特徵亦可能較易患上心身疾病。

例如持續的憤怒、焦慮和驚恐等消極情緒可能會造成心血管功能紊亂，出現心律不正、高血壓、冠心病等。又如長期處於嚴重的憂愁、悲傷和痛苦等情緒下，腸胃功能亦會受到嚴重影響，可能會患有胃潰瘍、腸易激綜合症等。長期處於壓力大的環境

中，則會令免疫功能受損，導致濕疹、銀屑病、慢性蕁麻疹等皮膚問題比比皆是。

所以單單着眼於追求生理健康並不足夠。

中醫學看情緒管理

五行學説是中醫學的理論基礎，以木、火、土、金、水五種自然界屬性，推演至氣候、五臟六腑的生理和病理關係，甚至七情變化。五行的相生相剋其實就是一種平衡機制，所以對於能否輕鬆養生在於能否拿捏五行的平衡點。

「情志養生」中的「情」包括「喜、怒、憂、思、悲、恐、驚」，是人體對外界刺激所表現出來的精神情緒反映。情志活動屬於人類正常生理現象，七情也和五臟密切相關。心主喜，肝主怒，脾主思，肺主悲憂，腎主驚恐。通過正常情感變化，例如應笑就笑、應哭就哭、應怒就怒，可以紓解精神壓力，調節臟腑功能。但七情過激或太偏，或過於壓抑情緒，都可以引起臟腑功能失調。如果心理狀態不好，即使有規律運動，注重飲食營養，都發揮不了很好的作用。

五臟和情緒的關係

《黃帝內經》把喜、怒、思、悲憂、恐驚分屬於五臟，七情調和才可以平衡五臟。過喜過悲都會影響五臟健康。如果想調節好情緒，可以找對應的相生相剋五行調節。

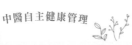
🌸 怒傷肝

肝屬木，主憤怒。「怒傷肝」是指過度憤怒會引起肝氣上逆或肝陽上亢，耗傷肝的陰血，影響消化系統運作，出現頭痛頭脹等情況。

金可以剋木，肺屬金，負責悲傷的情緒。生氣的時候，可以大哭一場用悲傷宣泄怒氣。

佘醫師飲食小貼士

氣上心頭「頂住道氣」時，可以吃碗**陳皮粥**幫助理氣健脾。陳皮亦有助舒緩脾胃氣滯，脘腹脹痛、噁心嘔吐、泄瀉等情況。

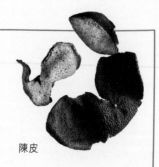

陳皮

材料：陳皮 10 克，山楂 10 克，
山藥 20 克，粳米 15 克

方法：先將陳皮去瓤，再和山楂清洗乾淨，與粳米及山藥煮成粥食用。

🌸 喜傷心

心屬火，主喜樂。「喜傷心」並不是指喜歡傷心，而是指過喜會令心氣渙散，神不守舍，可能出現精神不集中，甚至「失心瘋」的症狀。

水可以剋火，腎主水，負責恐懼的情緒。當一個人過於開心時，容易精神恍惚。此時可以適當引導一些恐懼或驚嚇的感受，幫助重拾冷靜和專注。

思傷脾

脾屬土，主思慮。「思傷脾」是指思慮過多會令脾失運健，氣機鬱結，可能出現腹滿便溏等症狀。

木可以剋土，肝屬木，主怒。當一個人思慮過多煩惱不斷時，適當疏泄情緒，可以有助擺脫胡思亂想。

佘醫師飲食小貼士

偶爾感到身體困重、食慾不振、神疲乏力、面色萎黃或白等脾虛濕阻症狀，可以吃碗山藥薏米粥幫助脾胃運健。

材料：山藥 30 克，薏苡仁 30 克，蓮子（去心）15 克，小米 50-100 克

方法：將以上各材料洗淨、浸泡後，與小米共煮成粥。

悲傷肺

肺屬金，主悲傷。「悲傷肺」是指過度的憂傷悲哀會耗傷肺氣，易見氣短乏力，精神萎靡等狀況。

火可以剋金，心屬火，主喜樂。當人過度悲傷的時候，可以做些讓自己快樂的事情，轉移注意力。

恐傷腎

腎屬水，主驚恐。「恐傷腎」是指恐懼過度會耗傷腎的精氣，腎氣不固，導致大小便失禁，甚至昏厥，所以「驚到失禁」並非無因。

恐則腎氣散。土可以剋水，脾屬土，主思慮。當一個人陷入極度恐懼時，適當進行一些思維活動，有助於轉移注意力。

人非草木，總會有不同的情緒，不妨找機會宣洩，把情緒平衡過來。

增強抗病力

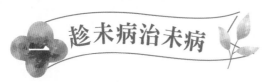

一 趁未病治未病

你有試過持續或反覆出現 3 個月以上的疲勞感,例如自感疲乏、倦怠、精力不佳等,仍能維持正常工作生活,但不能明確診斷為某種疾病的情況嗎?

可能你正處於亞健康狀態。

亞健康疲勞狀態常因過度用腦、過度思慮、作息不規律、飲食不節、情志受到刺激等因素所致。亞健康疲勞狀態多與中醫的勞倦、倦怠等概念相關。中醫治未病理念能應用於亞健康人群,可以針對其「未病狀態」給予及時和有效的干預,緩解不適,預防和控制潛在疾病的發生和發展。

中醫藥干預亞健康疲勞狀態方法多種多樣,例如主動調節生活方式、艾灸、足反射按摩、針刺、拔罐、刮痧等方法,可以調理臟腑功能、平衡陰陽、調和氣血,達到治療的目的。

亞健康的飲食調理

在香港,亞健康疲勞狀態者多見濕阻或氣虛傾向,可以多從日常飲食調理:

濕阻傾向人士多見神疲乏力,四肢困重,時有困倦喜睡,或食慾不佳,偶有腹脹不適或大便不成形,舌淡苔白膩,脈沉細或緩。調理要以**健脾化濕**為重。平日飲食宜清熱健脾利濕,例如:茯苓、白朮、薏苡仁、山藥、蓮子、桔梗、白扁豆、赤小豆、

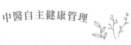
綠豆、鯽魚、海帶、紫菜、冬瓜、絲瓜、綠茶等。飲食亦要避免
肥膩、甜膩、燥熱、辛辣食物。

🌼 健脾袪濕湯（2-4 人份量）

材料：薏苡仁 30 克、玉米鬚 20
克、芡實 20 克、瘦肉適量。

做法： 1. 瘦肉先汆水，備用。
2. 將所有材料沖洗乾淨，並
用清水浸泡 15 分鐘。
3. 將所有已浸泡的藥材置
鍋內，加 15 碗水，大火
煮開後，轉小火煲 1.5 小
時。

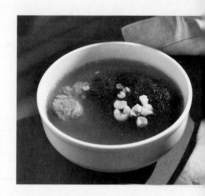

氣虛傾向人士多見疲乏無力，時有胸悶不舒，偶有食慾不
佳，或偶伴腹脹不適，舌淡苔白，脈細或弱。調理時要注意**補肺
益氣**，例如黨參、黃芪、白朮、防風、小米、紅薯、紅蘿蔔、薯
仔、蓮藕、白果、扁豆、雞蛋、蘋果等都很適合。同時要忌食苦
寒食物。

🌼 黃芪黨參粥

材料：黃芪 20g，
黨參 20g，茯
苓 20g，生薑 3
片，大米 50g。

做法：先將黨參、黃芪與
茯苓共浸泡 30 分鐘，再
與生薑片共煎煮 30 分鐘後取藥汁。大米淘洗乾淨，與藥汁
同煮成粥。

二 七招調理易感冒人群體質

春夏轉季交界或時常進出冷氣房，忽冷忽熱很容易令人受寒患感冒。

感冒是最常見的病種，一年四季均可發生。如果本身身體抵抗力較差，或患有慢性呼吸系統疾病，或生活壓力大而時常出現情緒緊張、過度勞累、熬夜、受寒、失眠等狀況，而且每年患普通感冒次數達 4 次及以上，可能你屬於「易感冒人群」。

經絡按摩防感冒

針對容易感冒但目前尚未感冒的人士，可以試用以下七招經絡按摩去調理身體以預防感冒。

1. 點壓迎香穴

迎香穴位於鼻翼外緣法令紋處。先用兩手中指擦鼻的兩側數十次，然後用中指尖點迎香穴，使之有酸脹感，再慢慢揉動該穴數十次。點壓迎香穴後鼻子會有通氣暢快的感覺。

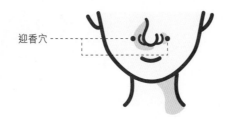

迎香穴

2. 按揉大椎穴

大椎穴位在頸後正中，低頭，摸到頸椎最高突起處下方的凹陷位就是大椎穴。用一手的食、中兩指，按住大椎穴，用力按住後揉動 100-200 次。

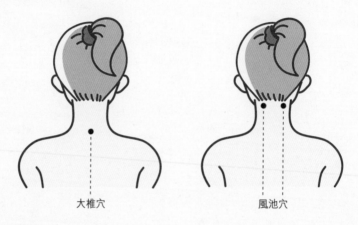

大椎穴　　　　　　　　　　　風池穴

3. 點揉風池穴

風池穴位於後頭部，微低頭後在枕骨下方，兩條大筋之間明顯凹陷處，有強衛固表，預防風邪侵襲功效。用兩手十指交叉置於腦後，左右拇指點揉風池穴或用兩手中指點住風池穴，使之有較重的酸脹感，然後用指頭揉動數十次，以穴位酸脹，皮膚微熱為度。

4. 手掌擦頸

頸部有風池穴、風府穴、大椎穴等防禦外邪侵襲的重要穴位，經常擦頸有利於振奮陽氣，提高抵抗外邪的能力，預防感冒發生。方法是用兩手掌擦頸部兩側，主要以手指的掌面着力，向後擦動要快，向前擦動要較慢而用力，來回擦動數十次，使皮膚發熱而止。

5. 乾手擦臉

用搓熱的兩手掌，擦兩側面部，先上下擦，再旋轉擦，各數十次，使臉部發熱為止。經常按摩面部，可扶助後天之本的正氣，能預防感冒發生。

6. 拍打胸背

用兩手一前一後交替輕拍胸背部數十次，起開胸順氣、宣肅肺氣作用，提高肺氣功能。

7. 按足三里穴

足三里穴位於小腿外側上端有一個突起的骨頭名叫腓骨小頭，在這個骨頭突起的前下方約三個手指寬處。

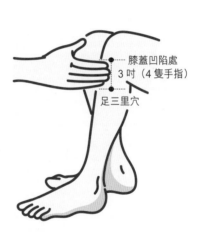

膝蓋凹陷處
3吋（4隻手指）
足三里穴

用一手的食、中兩指，用力點住同側足三里穴。先用力點住該穴，使之有較重的酸脹反應，然後用指慢慢揉動數十次，再用另一隻手點揉另一側的足三里穴。按摩足三里穴能起扶助脾胃之氣，以固後天之本，扶正以祛邪、預防外感作用。

小貼士

這七招經絡按摩可以幫助扶正氣，祛散邪氣，預防感冒。順序依次進行，每日 2 次，建議持續 3 個月以上。

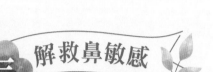

三 解救鼻敏感

鼻敏感，又稱「過敏性鼻炎」，是現代人的常見病，可以説是總有一個在附近。

過敏性鼻炎屬中醫學「鼻鼽」的範疇，鼻鼽以陣發性鼻癢、連續噴嚏、鼻塞、鼻涕清稀量多為主要症狀：

1. **鼻癢**是鼻敏感的首發症狀，鼻內有蟻爬行感，或酸脹發癢感。

2. **噴嚏**為鼻敏感的次發症狀，伴隨鼻癢而噴嚏頻作，連連不止。

3. **流鼻涕**多為伴隨噴嚏而出現的症狀，鼻涕清稀量多，一般噴嚏愈多，鼻涕亦愈多。

4. 當噴嚏流鼻涕發生時，鼻腔內感覺發脹，嚴重時會有短暫**鼻塞**。若鼻敏感反覆發作，鼻腔黏膜腫脹情況亦會越來越嚴重，甚至經常鼻塞不通。

此外，過敏性鼻炎亦伴有失嗅、眼癢、咽喉癢等症狀。中醫認為鼻敏感發病主要與**肺、脾、腎虛**損有關，再加上風、寒、濕等外邪侵襲而發病。

肺主氣，主鼻，並開竅於鼻。如果肺氣虛弱，衞表不固，鼻失溫煦，就好像失去了防禦罩，風寒就會易侵襲人體。

脾胃為後天之本，氣血生化之源。脾氣升發，可以令人體（及鼻竅）陽氣充盛，就像有一隊由自己訓練的精兵長駐體內抵

禦外邪侵襲。反之，若脾虛氣血差，則只能組成一隊殘兵，就難以抵禦外敵。

腎藏精，主先天之氣，腎精充足可以化生腎氣，充養鼻竅，令鼻竅得腎精腎氣溫養而不病，尤如有一隊由你的父母已建立的優良軍隊待你差遣。

所以要防治鼻敏感，就要根據辨證論治原則，辨清肺、脾、腎虛損所在，以及受哪類外邪所傷，以決定要以補肺、健脾或溫腎去治療和日常調理。

肺氣差，點調護？

針對最常見因為肺衛不固而致的鼻敏感，就要溫補肺氣，實衛固表，以恢復和強化肺氣衛陽的功能，達到緩解鼻敏感的效果。中醫藥方劑中的「玉屏風散」就可以幫上忙。

玉屏風散由黃芪、白朮與防風 3 味藥組成，有益氣固表止汗，扶正祛邪之功效。黃芪作為補氣諸藥之最，內可培補肺脾之氣，外可固表止汗，標本兼顧；白朮能健脾益氣，助黃芪加強益氣固表之力；防風則走表，驅散風邪。方名玉屏風，言其功用有如矜貴堅固的御風屏，好像為人體築起一道保護罩，提高衛氣防禦能力，使邪氣無從而入。現代亦有研究指出，玉屏風散整體有調節免疫和抗應激

黃芪

白朮

防風

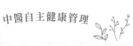
功效，能夠降低 IgE 水平，改善過敏反應及緩解症狀 [1]。中醫認為「正氣存內，邪不可干」，只要正氣充足，就可以提升抗病能力。

　　這一味玉屏風除了可以入藥之外，更可以入饌作預防感冒鼻敏感的日常湯水。將黃芪、白朮和防風加瘦肉和蜜棗同煲就可以，簡單又方便。

🌸 玉屏風湯（2-4 人份量）

材料： 黃芪 30 克、白朮 30 克、防風 15 克、生薑 2 片、陳皮 1角、蜜棗 2 粒、瘦肉適量。

做法： 1. 瘦肉先汆水，備用。

2. 其他材料先用清水洗淨，浸泡約 15 分鐘。

3. 煲內加適量清水，放入所有材料，先用大火煮沸後，轉小火煲 1.5 小時。

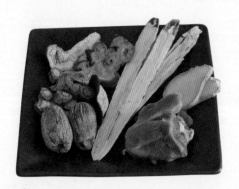

1　文潔，朱建梅，李婕，袁廣明，向飛軍 . 玉屏風顆粒治療過敏性鼻炎的實驗研究 [J].中成藥，2011, 33(6):934-937
　　Lee M, Kim Y, Lee JA. Okbyungpoongsan (Yupingfeng) for treating allergic rhinitis: A protocol for the systematic review of controlled trials. *Medicine (Baltimore)*. 2018 Nov;97(45):e13227.

四　鼻敏感鼻塞點算好？

當鼻敏感反覆發作，噴嚏流鼻涕連連時，鼻腔黏膜腫脹情況會越來越嚴重，令鼻腔鼻塞不通。尤其是在晚上鼻塞情況更會加劇，鼻塞夜不得眠令人懊惱之餘，睡得不好又會惡性循環加劇鼻敏感。

想要舒緩鼻塞，可以按摩鼻通穴和迎香穴。**鼻通穴**位於鼻軟骨的交界點，以治療鼻塞效果顯著而得名，對部分呼吸道症狀有一定的預防作用，可以增強抵抗力，降低鼻炎發作機率。**迎香穴**位於鼻翼外緣法令紋處，可通利鼻竅，治鼻子症狀，如鼻竇炎、鼻塞、流鼻水、鼻子過敏等。

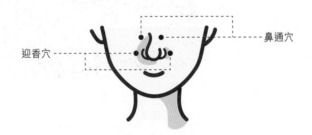

迎香穴 ┈┈┈┄┄

鼻通穴

此外，**多喝水**亦有助舒緩鼻塞。鼻水黏稠致鼻塞常見的原因是水分攝取不足，而且鼻塞時，容易用嘴巴呼吸，造成口腔黏膜乾燥，補充水分亦能幫助口腔保濕。如果鼻涕過於黏稠所致的鼻塞，可使用**溫熱毛巾熱敷鼻子**以促進血液循環緩解。

溫鹽水洗鼻亦是鼻敏感患者常用的舒緩鼻塞方法，原理是利用微溫的生理鹽水，緩慢地從鼻黏膜流過，以稀釋鼻腔內濃稠的分泌物，甚至帶走致敏原及刺激物，令鼻腔保持乾淨且濕潤。

不過要注意最好用不含藥性的洗鼻劑。根據 2022 年 3 月消費者委員會報告 [2]，噴鼻劑內的成分並非人人適合，不單有機會令患者愈噴愈鼻塞、影響患者服用其他藥物的效果、甚至對兒童發育，以至患高血壓、心臟病、糖尿病人士和長者健康帶來嚴重副作用。

　　飲用合適的湯水亦有助舒緩鼻塞。辛夷花是木蘭科植物的花蕾，性溫味辛，有發散風寒，宣通鼻竅的功效，是鼻敏感通鼻塞的常用藥材，連同寧心安神的茯神同煲，可以助你通鼻安眠。

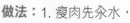 辛夷花通鼻湯（2-4 人份量）

材料： 辛夷花 12 克、白芷 12 克、南杏 15 克、茯神 30 克、山藥 30 克、南棗 5 粒、陳皮 1 角、瘦肉適量。

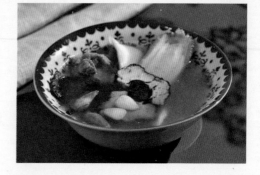

做法： 1. 瘦肉先汆水，備用。

2. 其他材料先沖洗乾淨，用清水浸泡 15 分鐘。

3. 將所有已浸泡的藥材置鍋內，加 15 碗水，大火煮開後，轉小火煲 1.5 小時。

4. 素食者，可以腰果代替瘦肉。

2　消費者委員會報告 545 期 https://www.consumer.org.hk/tc/article/545-nasal-spray-products/ 545-nasal-spray-products-allergic-rhinitis-and-drug-therapies

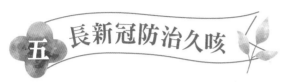

五　長新冠防治久咳

「咳到胸痛！」、「咳到肺都甩埋！」、「咳到漏尿！」

相信大家及身邊有不少朋友都有過這樣的經歷，久咳不癒確實會令人苦不堪言！

你是否為「陽康」（即感染過新冠，而現已康復），但依然還有咳嗽、咯痰不爽、咽癢、氣短、胸悶、無食慾、失眠等症狀？根據世界衞生組織的資訊，大約 10-20% 的人可能在康復後仍會繼續受到 2019 冠狀病毒病的中長期影響[3]，這些影響統稱為新冠肺炎長期影響或「新冠肺炎長期綜合後遺症」（「長新冠」）。專家也強調陽康後感覺各種不舒服，就是長新冠，對付長新冠的方法就是中醫加康復治療。

從中醫角度來看，長新冠引起的咳嗽可以通過以下幾個方面解釋：

1. 外感病邪

中醫認為，咳嗽是由外感病邪侵入人體所致。新冠病毒是一種外感病邪，病毒在體內引起的感染屬於熱毒邪氣的侵害，進入人體後可能引起肺部炎症反應，導致肺腑受損，引發咳嗽症狀。

2. 肺熱痰瘀

久咳可能與肺部的熱邪和痰瘀有關。感染新冠病毒後，可能

3　香港特別行政區政府 衞生署 衞生防護中心 https://www.chp.gov.hk/tc/healthtopics/content/24/102466.html

在肺部引起炎症反應，產生肺熱，同時病毒也可能導致痰液的生成和滯留，形成痰瘀。肺熱和痰瘀可以刺激咳嗽的產生。

3. 氣機不暢

久咳亦可能與氣機不暢有關。感染新冠病毒後可能導致肺部的氣機不順暢，使肺氣運行不正常，肺氣不宣則表現為咳嗽氣喘，痰多胸悶。

在中醫治療中，會根據具體的辨證分型，選擇相應的治療方法，如清熱化痰、祛痰化瘀、通利氣機等，以恢復肺部的正常功能和平衡。

新冠後更應養肺

在香港，由於氣候潮濕多雨，這亦可能導致一些人在感染了新冠病毒後出現久咳的情況。從中醫的角度來看，香港長新冠久咳人士多因肺氣虧虛、濕邪困擾或痰濕阻肺等所致。新冠後要保養肺部，可以從以下角度考慮：

1. **注重養肺：** 香港潮濕的氣候容易使人體內的痰濕增加，而痰濕阻滯是引起久咳的常見因素之一。因此，注重養肺是重要的防止久咳的措施。可以選擇養肺的食物，如梨、百合、蓮子、白木耳等，並適量飲用清肺熱的茶水，如菊花茶、薄荷茶等。

2. **避免濕邪侵襲：** 香港潮濕的氣候容易孕育濕邪，尤其在潮濕的季節或環境中容易引起久咳。注意保持居住環境的通風乾燥，避免長時間暴露在潮濕的地方。在潮濕季節可以使用抽濕器或冷氣，來調節室內濕度。

3. **適度運動**：適度的運動可以促進血液循環和氣機流通，有助於排除體內的痰濕。每天應保持適度的運動量，並選擇適合自己的運動方式，如散步、太極拳、瑜伽等。

4. **注意飲食調理**：根據中醫理論，飲食對於久咳的預防和治療很重要。避免食用辛辣、油膩、濕熱的食物，如辣椒、油炸食品、甜食等。增加食用一些清熱潤肺的食物，如蘆薈、椰菜花、豆腐等。

5. **注意保暖**：儘管香港的冬季相對較為溫暖，但仍然需要注意保暖，特別是在早晨和晚間溫度較低的時候。保持身體溫暖有助於保護肺部，減少感冒和久咳的風險。

6. **清熱潤肺湯水**：

- 百合梨湯：將新鮮梨去皮切塊，加入百合、冰糖和適量水，煮成梨湯。此湯有清熱化痰、潤肺止咳的作用，適合久咳人士飲用。
- 桂圓紅棗湯：將桂圓、紅棗、蓮子、百合、冰糖放入鍋中，加水煮成湯。此湯有補血養氣、養陰潤肺的功效，對於久咳有一定的幫助。
- 水果蜜糖茶：將蜂蜜溶解於溫水中，加入適量新鮮水果，如柑橘、蘋果等，一起泡成茶飲，有清熱潤肺、滋陰止咳的效果，適合久咳者飲用。

這些湯水都是中醫傳統療法中常用的飲食療法，可以根據個人的體質和實際情況來選擇適合自己的飲食方案。當然，除了飲食調理以外，還是要配合良好的生活習慣和適量運動，才能達到最佳的久咳防治效果。

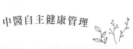

7. 穴位按摩：

- 魚際穴位於手太陰肺經，此穴可清肺泄火，治療風熱犯肺或痰熱壅肺，肺失肅降所致的咳嗽氣喘、咽痛胸悶等。多按揉這個穴位更有預防感冒，提升免疫力的功效。平日用右手大拇指按揉左手大魚際部位（在大拇指下方，肌肉隆起之處），按揉至手掌發熱，然後換用左手大拇指按揉右手大魚際部位，就可以按摩到魚際穴。

- 尺澤穴和太淵穴亦是肺經的穴道。尺澤穴能夠清宣肺氣、瀉肺熱、滋陰潤肺，緩解感冒咳嗽、咽喉腫痛、咽喉炎、氣喘等症狀。而太淵穴能夠補益肺氣，調節自我免疫力，預防感冒。

- 日常按摩可以沿尺澤穴至太淵穴擦肺經。每日花 1 分鐘，直線往返，用適中力度快速摩擦就可以。摩擦時亦要留意皮膚狀況，有紅腫痛就要停止。

如何找穴位？

魚際穴

1. 攤開手掌掌心，靠近拇指處肌膚顏色泛白、肌肉隆起之處，是大魚際。
2. 拇指根部與手腕連線中點，就是魚際穴。

尺澤穴

1. 將手掌向上稍微屈曲。
2. 手肘內側橫紋中凹陷處就是尺澤穴。

太淵穴

1. 找到腕關節的第一條腕橫紋。
2. 在第一橫紋的外側會感覺到動脈的跳動。
3. 找尋凹陷處，按壓有輕微的酸脹感就是太淵穴。

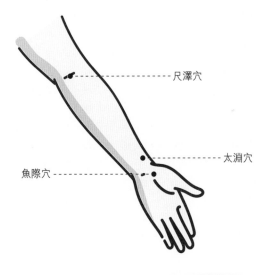

尺澤穴

太淵穴

魚際穴

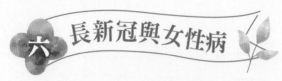

六 長新冠與女性病

月經問題都可能與長新冠後遺症有關？

席捲全球的 2019 冠狀病毒病除了帶來與上呼吸道相關的長新冠外，對患者身體各部分都帶來不同的傷害。有不少女性本身月經尚算正常，但是經新冠病毒一役後，開始出現月經不調、月經前後情緒波動、腦霧、反覆感冒、入睡困難等症狀。

長新冠是指新冠病毒感染者在康復後持續出現的各種症狀，例如疲勞、呼吸困難、心悸、肌肉痛等。中醫認為，新冠、流感或呼吸道感染等各種傳染病導致的後遺症多是由於病毒入侵人體後，損傷了人體的氣血陰陽平衡，使身體的各個系統處於亂象之中。對於女性而言，體內的氣血失調、陰陽失衡會對月經週期、生育能力和情緒狀態產生一定的影響，進而影響到健康。

長新冠對女性的影響

對於女性月經失調、月經過量、經期不準問題，中醫認為是由於病毒損傷了子宮和腎氣，導致氣血不足、陰陽失調，干擾了女性生殖系統的運作。

失眠、脫髮、頭痛、記憶力變差、腦霧是最常見的長新冠問題。在中醫理論是由於病毒損傷了腎、肝、脾和心四大血氣器官，容易導致氣血不足。氣血不足會妨礙大腦和神經系統的正常運作，以致反應緩慢，思考不順。

有些女性病與長新冠可能存在一定的關聯性。例如，一些患

者在新冠康復後可能出現**免疫系統異常反應**，或會誘發自身免疫性疾病，如自身免疫性甲狀腺疾病、風濕性關節炎等。此外，部分女性可能在新冠康復後出現月經不調、激素水平異常等問題，進一步影響到生殖系統的健康。

緩解長新冠不適茶療

　　若長新冠問題持續及漸趨嚴重，影響日常生活，還是盡早就醫尋求專業醫生的幫助和建議。若長新冠症狀輕微，可以選擇適合的食療並配合均衡飲食食用，有助於調理女性身體狀態，緩解新冠後遺症帶來的不適。

導致月經不調的常見原因是氣血虧虛或氣滯血瘀，建議可以飲用調理氣血的**當歸紅棗茶**。當歸具有補血調經的作用，紅棗則有補血養血的功效，有助於調理月經不調的問題。

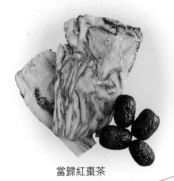

當歸紅棗茶

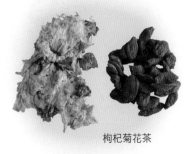

枸杞菊花茶

對於腦霧和入睡困難，這可能與肝氣鬱結有關。肝氣鬱結會導致情緒不穩、思維遲滯、入睡困難等問題。建議可以飲用疏肝解鬱的**枸杞菊花茶**。枸杞子和菊花都具有疏肝解鬱、明目養肝的功效，有助於緩解腦霧和睡眠問題。

將桂圓、紅棗、紅糖同煲製成**桂圓紅棗茶**，亦有補血養血、養胃安神的作用，對於疲勞、失眠等問題有舒緩效果。

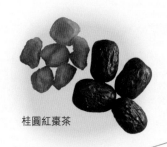

桂圓紅棗茶

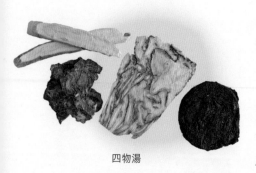

四物湯

情緒問題和反覆感冒也可能受到身體內部失衡的影響。建議多注意情緒管理，適時釋放壓力，保持充足的休息和適量的運動。同時，可以適量飲用一些補充體力、增強免疫力的湯水，如**四物湯**。四物湯由熟地黃、白芍、當歸及川芎組成，具有益氣補血、補虛強身的作用，有助於提升免疫力，減少反覆感冒的機會。

亦可以將山藥和枸杞子煮成**山藥枸杞茶**，有益脾胃、補氣養血的作用，對於消化不良、身體虛弱有一定幫助。

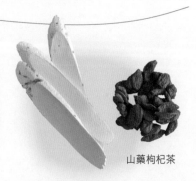

山藥枸杞茶

總的來說，從中醫的角度出發，通過飲食調理和情緒管理來恢復身體的平衡，有助於緩解女性在新冠康復後出現的各種不適症狀。

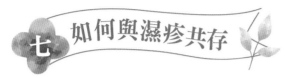

七　如何與濕疹共存

每逢轉季或遇到避無可避的致敏原，令濕疹反覆發作，瘙癢難耐夜不得眠，都會令不少濕疹患者叫苦連天。

濕疹又稱為異位性皮膚炎，屬於一種慢性皮膚病，是皮膚的表層炎症，給患者帶來不適和困擾。除了先天遺傳因素外，引發的原因包括與致敏原接觸，與衣物磨擦，對某些食物、藥物、以及對真菌感染的反應，也可能受情緒和自身免疫情況所影響。

濕疹不一定每日發作，平日沒有發作的時候稱為休止期。如果急性發作則患處皮膚出現紅色丘疹及極度瘙癢，甚至有水皰及滲液，墮入「愈抓愈癢，愈癢愈抓」的惡性循環狀態，稱為急性發作期。

國外有研究指出濕疹患者的失眠、焦慮、抑鬱的症狀發病率高於同年齡非患病人群，健康相關生活質量亦大受影響[4]。對於成人患者，亦有研究證實，在歐美國家，中度或重度濕疹會對該患者的工作效率和工作能力產生負面影響[5]。

濕疹防不勝防，除非能找出致敏原並完全斷絕接觸，再加以持續調理身體以待皮膚屏障修復，濕疹或許可以根治。但是在香

4　Anderson P, Austin J, Lofland JH, Piercy J, Joish VN. Inadequate Disease Control, Treatment Dissatisfaction, and Quality-of-Life Impairments Among US Patients Receiving Topical Therapy for Atopic Dermatitis. *Dermatol Ther (Heidelb)*. 2021 Oct;11(5):1571-1585.

5　Andersen L, Nyeland ME, Nyberg F. Increasing severity of atopic dermatitis is associated with a negative impact on work productivity among adults with atopic dermatitis in France, Germany, the U.K. and the U.S.A. *Br J Dermatol*. 2020 Apr;182(4):1007-1016.

港，滿街都是潛在的致敏原，而且不少人都生活緊張，令濕疹患者飽受「濕疹斷唔到尾」之苦，唯有退而求其次與濕疹「共存」，希望縮短每次濕疹發作的時間，盡量減輕對生活的困擾。

中醫調理濕疹

濕疹屬中醫「濕瘡」的範疇，根據臨床表現及發病部位不同，又稱濕癬、四彎風、奶癬等。對於濕疹的病因尚無定論，多認為濕疹是由體內濕邪與外邪相互作用所引起的，主要與體內濕熱過重、脾胃功能失調、氣血循環不順、熱毒積聚等因素有關。患有濕疹的人往往會出現皮膚紅腫、滲液、結痂等症狀，瘙癢劇烈且反覆發作。在中醫治療中，與濕疹共存意味着要通過調理體內的濕熱，強化脾胃功能，調理氣血，從根本上改善皮膚狀況。

中醫強調調節身體的整體平衡。對於濕疹患者來說，脾胃功能的調理非常重要。脾胃是人體消化吸收的基礎，如果脾胃功能失調，就容易導致濕邪在體內積聚，令濕疹發作。因此，要和濕疹共存，減輕每次發作的不適，飲食便是調理濕疹的關鍵。

中醫認為，濕熱體質的人應盡量避免食用油膩、生冷及辛辣刺激的食物，如辣椒、薑、蒜等，以免刺激濕熱反應。建議飲食清淡、多食用**易消化、益氣**的食物，如山藥、蓮子、百合、糙米、蔬菜、水果等，有助於健脾清熱去濕，幫助改善濕疹症狀。在濕疹沒有發作時，亦要避免過量進食辛辣濃味或生冷甜膩食物，及如鵝肉、筍、菇類等發物。中醫也推薦一些中藥材來幫助調理濕疹。例如黃芪、白朮、黃連、黃柏、茵陳等具有清熱祛濕功效的中藥材，可以用來煮湯、泡水飲用，有助於改善體內的濕熱情況。

　　中醫強調**氣血循環**的順暢亦有助減輕濕疹發作的不適感。在中醫理論中，氣血循環不順也是濕疹發生的重要原因之一。因此，中醫常常會運用針灸、推拿、中藥煎劑等方法，以調節患者的氣血運行狀態，有助於疏通經絡，改善皮膚血液循環，減少濕熱在體內滯留。例如，通過針灸可以刺激特定的穴位，促進氣血的流動和代謝，以改善濕疹症狀。濕疹患者亦可以選擇輕柔的運動，例如瑜伽、太極等，有助於放鬆身心，改善整體氣血循環。

　　在調理濕疹體質的過程中，中醫着重於病因的**個體化分析**。在中醫的診斷中，濕疹的發生與個體體質、病因有關。因此，中醫師在治療濕疹時，會根據患者的具體情況制定個人化的治療方案。例如，若患者的濕疹與情緒壓力有關，中醫師可能會建議患者進行情緒調節，如通過運動、放鬆技巧等方式釋放壓力。另外，如果患者同時存在其他的體內疾病或不適，中醫師會綜合考慮，針對相應的病因治療。

　　中醫外治法亦有助舒緩濕疹，如浸泡藥液、外敷藥膏等。中醫師會根據患者的具體情況，而選擇適合的外治方法。例如，對於濕疹局部有發紅、發腫、瘙癢的情況，中醫師可能會建議患者使用具有清熱燥濕作用的外用藥膏，如黃柏膏、龍膽瀉肝膏等。這些藥膏可以有效地減輕濕疹局部的炎症反應，幫助皮膚恢復正常。

舒緩濕疹發作的日常調理

　　濕疹人士在面對季節更替時，皮膚容易受到外界環境的刺激而使病情惡化。中醫認為，保持體內的陰陽平衡對於維持皮膚健康至關重要。在面對季節轉換時，濕疹人士可以通過以下措施來

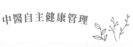
減輕濕疹發作的困擾:

1. **飲食調理**:避免食用辛辣刺激、油膩和過於甜膩的食物,因這些食物易引發濕熱,加重濕疹症狀。建議選擇清淡易消化的食物,多食新鮮水果、蔬菜、全穀雜糧等有益於清熱燥濕的食物。

2. **適度運動**:適當的運動可以促進氣血循環,幫助濕熱排出體外,有助於緩解濕疹症狀。可以選擇適合自己的運動方式,如瑜伽、散步、太極等較柔和的運動。

3. **調整生活起居習慣**:作息應有規律並留意四時的轉變。高溫和高濕容易誘發濕疹,因此夏天應保持室內通爽,並穿着棉質及鬆身衣物,可改善因出汗引起皮膚瘙癢而致的濕疹。平日亦要避免接觸致敏原及刺激性的化學物質,以免皮膚受刺激令濕疹復發。

4. **保持皮膚清潔**:保持皮膚清潔,避免長時間接觸過熱的水和化學刺激物,並選擇性質溫和的清潔產品和保濕霜,可以有助維護皮膚屏障的健康。

5. **分散注意力**:當皮膚瘙癢明顯時,建議使用室溫冷水沖洗,以分散注意力。注意沖洗力度勿過大,亦避免使用過冷的冰水,以免進一步損傷皮膚屏障。

6. **穴位按壓**:按壓止痕穴位可以分散對癢處的注意力。**曲池穴**能清熱涼血,有緩解皮疹瘙癢的功效;**合谷穴**能舒緩風熱型皮膚瘙癢;**血海穴**緩解血虛風燥的皮膚瘙癢;**陰陵泉穴**能化濕。以指腹按壓穴位慢慢施力,每一個穴位按摩3-5秒,重複10次。

曲池穴：位於手肘外側端，肘彎起後橫紋結束的凹陷處。

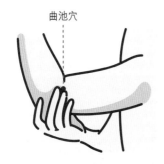

曲池穴

合谷穴：位於在手部虎口，大拇指與食指掌骨間靠近食指處。

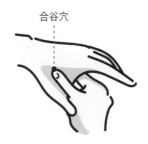

合谷穴

血海穴：位於大腿內側，膝蓋內側向上2吋（約三指寬）處。

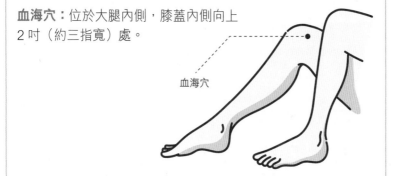

血海穴

陰陵泉穴：位於在小腿內側，脛骨內側末端凸起的後下方凹陷處。

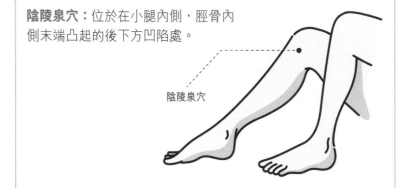

陰陵泉穴

如濕疹症狀嚴重，建議適時尋求專業中醫師的幫助，進行針灸、中藥治療等中醫療法，避免皮膚進一步受損。

對於患有濕疹的人來說，在季節更迭時需要特別注意保護皮膚，避免刺激皮膚誘發濕疹。通過調節飲食和生活習慣、適度運動、保持皮膚清潔、分散注意力、穴位按壓以及尋求中醫治療等方法，可以幫助患者順利過渡濕疹發作期，提高生活質量。

八 小朋友都要養生？

一般大眾認為，「養生」好像是中老年人的專利。

中醫養生是根據生命發展規律，採取能夠保養身體、減少疾病、增進健康、延年益壽的保健活動。所以在任何年齡階段都需要養生，尤其是小孩處於不斷生長發育的過程中，體格、智力以至臟腑功能均不斷完善並向成熟方面發展。年齡愈小，生長發育的速度也愈快，所以盡早注重小孩的養生保健將有助他們健康成長，減少疾病的困擾。

養子十法

傳統中醫學對兒童養護早有研究，對現代家長來說仍有可借鑑之處，可作為養育下一代的參考。南宋名醫陳文中在《小兒病源方論》中提出「養子十法」總結古人在育兒方面的經驗，內容涉及小孩的穿衣、起居、餵養、內外調養、安全用藥、精神調護等。

養子十法

一要背暖，二要肚暖，三要足暖，四要頭涼，五要心胸涼，六者小兒勿見非常之物，七者脾胃要溫，八者兒哭未定勿使飲乳，九者勿服輕朱，十者宜少洗浴。

十法中提到**背暖**、**肚暖**、**足暖**、**頭涼**和**心胸涼**，是強調小孩衣着不可過多或過少。背部、腹部、足部等部位要注重保暖易於理解。頭涼是因為「頭為諸陽之會」，相對於腳而言，小孩頭部的溫度偏高，是出汗較多的地方，所以應保持頭部適當的涼爽，有利於為身體散熱。若帽子過厚，出汗太多，毛孔張開，反而更加容易造成外邪侵襲，導致感冒。心胸涼是因為心屬火，有溫熱、升騰的特質。如果穿衣過多，心胸部未能散熱，會導致口乾生瘡、腮紅面赤、大便乾結。所以小孩衣着不宜保暖過度，平日外出可帶備薄外套或可替換的衣服。

勿見非常之物中的「非常之物」是指一些小孩平日不常見、容易引起小孩驚嚇的人和事物。由於小孩神氣怯弱，當看到驚險刺激的場面，或聽到高亢劇烈的聲音，都很容易受到驚嚇，導致精神不安，引發夜啼、癲癇等諸多疾病。

脾胃溫是指脾胃喜暖畏寒，因此溫養才是調攝脾胃之道。小兒脾胃常不足，怕寒涼的食物，這個寒涼不單單指生冷食物，還指食物的屬性，例如吃得太多香蕉、西瓜等涼性食物會影響脾胃的運化，出現食慾下降、腹脹腹痛、大便稀溏等。

兒啼未定勿便飲乳此說是由於小孩在哭鬧時會不斷地吸入冷空氣，若在此時用食物或餵奶的方式哄小孩，冷空氣會與奶或其他食物混在一起，進入胃中，會導致嘔吐、腹痛、腹脹。

在養子十法中還包括「勿服輕朱」、「宜少洗浴」，這些都與古時藥物缺乏、起居環境受限有關。「勿服輕朱」中的「輕朱」分別指中藥中的輕粉和朱砂。兩者有不同的療效，但都含有重金屬，不當服用或長期服用可能引發肝腎功能損害。借鑑到現代，不宜讓小孩擅服成人的藥物，所有藥物應按醫生指示服用。至於宜少洗浴是認為小孩在一歲以內，尤其是剛出生的第一週內應當少洗澡，以免增加浴後受涼患病的機率。但隨着現代生活條件的改善，保暖方法充足，此法不必拘泥。

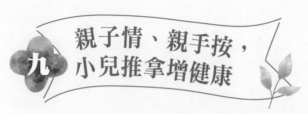

九 親子情、親手按，小兒推拿增健康

不少成人遇上落枕、腰背痛、急性腰扭傷、肩關節周圍炎或其他痛症，都會找中醫師進行推拿治療。其實小孩也可以進行推拿治療，而且療效更廣。

小兒推拿是根據小孩的生理和病理特點，在特定的穴位或部位施以手法，以達至防病、治病或助長、益智的一種中醫外治療法，能理氣活血、舒暢經絡、健脾和胃、滋補肝腎，幫助身體成長和發育。

小兒推拿好處多

從中醫觀點來看，小兒推拿有許多優點。通過推拿可以促進小孩的血液循環，幫助身體更有效地運作和排毒，同時減緩小孩肌肉的緊繃，促進肌肉和骨骼的成長發育。按摩還可以調節小孩的氣血，增強免疫系統功能，促進身體各部位的平衡和健康，提高小孩的抵抗力，預防疾病。

小兒推拿有助於促進小孩神經系統的發育，增強神經信號的傳遞，協助神經系統的協調和平衡；此外，還可以改善小孩的消化問題，減輕腹部脹氣和便秘等不適。同時，推拿還有助於調節小孩的睡眠，提升睡眠品質。通過推拿，小孩可以釋放壓力，同時增進親子關係，讓他們感受到溫暖和安全感。小兒推拿不僅有益於小孩的身體健康，還能促進他們全面的成長和發展。

　　只要診斷正確，適當應用推拿手法，小兒推拿對於小孩常見的疾病和常發病具有良好的療效，特別是在處理消化道和呼吸道疾病方面效果更佳，同時也可用於保健和預防。

　　小兒推拿的優點在於無需針灸或藥物，減免了小孩對被扎針、中藥湯劑味道較重的恐懼，因此是一種安全無害，並較易施行及被小孩所接納的治療方法。大量的臨床實踐也確認了小兒推拿對增強免疫功能的作用，同時有助於小孩的氣血充盈、飲食均衡、食慾旺盛和正常發育等方面。

小兒推拿有療效

　　當小孩生病時，可以透過按摩其身體的特定部位，利用經絡的聯繫，促使相應的臟腑在體內產生相應的生理變化，以達到治療疾病的效果。小兒推拿的應用範圍非常廣泛，可以治療發燒、感冒、咳嗽、多流口水、腹痛、腹瀉、便秘、食慾不振、遺尿、夜間啼哭等多種兒童常見疾病，而且治療效果明顯。

　　平日遇上小孩感冒發熱、頭痛、精神萎靡、驚風時，可以開天門，推坎宮緩解症狀。

天門位於二眉之間至前髮際成一直線，主治感冒發熱、頭痛、精神萎靡、驚風等。推拿時用兩拇指在二眉之間至前髮際，由下至上交替直推。

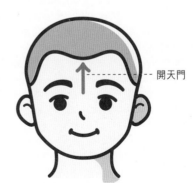

開天門

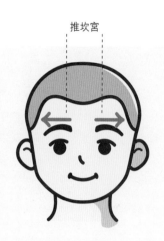

推坎宮

坎宮位於自眉頭起沿眉梢成一橫線，主治小兒發燒感冒、頭痛、目赤痛、煩躁不安、驚風、目眵等。推拿時可用兩拇指自眉心向眉梢分推，用指腹沿眉毛上緣向兩側推至眉梢，一般分推 24 次，為分推陰陽，使陰歸陰位，陽歸陽位。

小兒推拿助健脾胃

除了治療小兒常見病外，小兒推拿亦有助提高小孩對疾病的抵抗能力。通過按摩，有助小孩經絡通暢、氣血調和、正氣充足，從而起到**未病先防**的功效；另一方面，因小孩得病後轉變會較快，容易發生危急狀態，推拿可以起到**防止轉變**以及發生危急病症的作用。

脾是後天之本，同時也是氣血生成的根源。小孩的生長和發育所需的所有營養物質都需要由脾胃進行消化和吸收，因此小孩的脾胃負擔相對較大。此外，小孩的臟腑嬌嫩，形氣尚未充盈，脾臟常常虛弱，容易受到飲食和外邪的傷害。

小孩健康成長需依賴脾胃的正常運作。如果小孩挑食、厭食、不愛吃飯，很可能是脾胃出了問題！家長們平日可以在家中為小孩進行推拿，助於脾胃健康。

調節胃腸道功能：小兒推拿有調節胃腸道功能的作用，能有效緩解小孩便秘、腹瀉等胃腸道不適症狀。透過按摩小腹和臍部，可刺激腸道蠕動，促進小孩的排便和消化功能。

促進胃腸道的發育：小兒推拿對於促進小孩胃腸道的發育也有一定的作用。在小孩的生長發育過程中，胃腸道發育緩慢，可能會出現吸收不良、發育遲緩等問題。而小兒推拿能夠刺激小孩消化道內的各種神經和血管，提高胃腸道的發育水平。同時，小兒推拿還能加強小孩腹部肌肉的鍛煉，增強腹肌的收縮能力，有助消化和排便。

推動體內濕氣排出：中醫學認為，胃腸道疾病的主要原因是體內濕氣過重，而小兒推拿具有良好的濕氣排泄作用。推拿可以加強人體的新陳代謝功能，減少濕氣在體內的積聚。

小兒推拿健脾胃手法

第一步：推補脾經和泄胃經

手法：（1）先補脾經：補脾經由拇指指尖向指根方向推，大概
　　　　　100 次。
　　　（2）再泄胃經：泄胃經由拇指指根向指尖方向推，大概
　　　　　100 次。

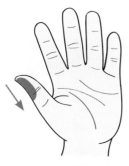

補脾經

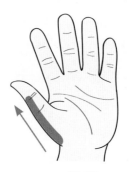

泄胃經

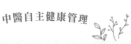
作用：補脾經和泄胃經共同作用可以健脾和胃。

🌸 **第二步：揉板門穴**

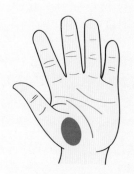

手法：板門穴位於小兒手掌大魚際處。順時針方向揉板門穴 1-3 分鐘。

作用：揉板門穴能健脾和胃、寬胸理氣，調節脾胃的運化功能。

🌸 **第三步：運內八卦穴**

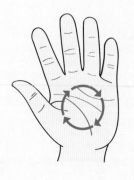

手法：以掌心為圓心，以圓心至中指根橫紋內 2/3 和外 1/3 交界點為半徑，畫一圓，即為八卦穴。運內八卦穴指順着八卦穴順時針方向推 1-3 分鐘。

作用：運內八卦穴可以調節脾胃的運化功能。

🌸 **第四步：掐揉四橫紋穴**

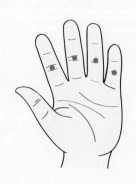

手法：四橫紋穴位於掌面食指、中指、無名指和小指近側指間關節橫紋處。揉 3 下掐一下，每個指節掐 3-5 次。

作用：掐揉四橫紋穴有消食化積的作用，也是治療小兒挑疳積的常用穴位。

🍀 **第五步：腹部推拿**

手法：以腹部為鐘面先順時針方向推拿 3 分鐘，再逆時針方向推拿 3 分鐘。

作用：健脾和胃。

小兒健脾胃推拿手法注意事項

- 健脾胃推拿手法適用於 7 歲以內兒童。
- 飯後 1 小時為推拿最佳時間。
- 每週推拿 3 到 4 次為宜。
- 皮膚有燒傷、燙傷、擦傷、裂傷及生有疔瘡者，局部不宜推拿。
- 某些急性感染性疾病，如蜂窩性組織炎、骨結核、骨髓炎、丹毒等患者不宜推拿。
- 各種惡性腫瘤、外傷、骨折、關節脫位等患者不宜推拿。
- 各種急性傳染病，如急性肝炎、肺結核病等患者不宜推拿。
- 嚴重心臟病、肝病患者及精神病患者，慎推拿。

更年期前已經要養生

有時遇上暴躁、易怒的中年人,可能不少人會笑稱:「算啦,佢更年期呀。」

説起更年期,不少人會聞之色變,將之等同為情緒波動、脾氣暴躁同義詞,並視更年期為踏入老年的標誌,要如臨大敵般嚴陣以待。

更年期是指女性卵巢功能逐漸衰退至絕經,生育能力逐漸終止的一個自然生理階段。世界衛生組織將這段期間稱為「圍絕經期」,定義為接近絕經所出現與絕經有關的內分泌和臨床特徵起,至絕經 1 年內的期間。而絕經是指月經停止 1 年以上。婦女的月經週期的規律性和長度都不盡相同,但全世界婦女自然絕經的年齡通常在 45-55 歲之間。

由於在這段時期身體各器官的功能逐漸衰減,會引起一系列以自主神經系統功能紊亂為主,伴有神經心理症狀的一組症候群。不同人士會由於體質、營養、產褥、勞逸、精神因素等原因,使得身體的陰陽失衡而出現不同程度的症狀,亦稱為「圍絕經期綜合症」。更年期帶來的身心不適症狀多種多樣,例如:

- 生理層面的不適症狀:潮熱、盜汗、暈眩、胸悶、心悸、月經週期改變、陰道乾澀、性交疼痛、尿頻、尿失禁、腰酸背痛、關節痛及骨質流失等。
- 心理層面的不適症狀:情緒易波動、焦慮不安、煩躁易怒、憂鬱、心情低落、記憶力衰退、注意力不集中、失眠等。

男士會否有更年期？

更年期是人體內分泌系統逐漸衰退的過程，所以並非只是女性特有的議題，男性也會面臨類似的生理變化。當男性年齡超過 40 歲後，可能會出現因為男性賀爾蒙的水平漸漸下降所引起一些跟女性更年期相似的徵狀，例如情緒起伏不定、抑鬱、憂慮、缺乏動力、失眠、肌肉質量及強度下降、關節痛及骨質流失等，亦可能有性慾減低、勃起時堅硬度下降、陽萎及排尿等問題。

輕鬆迎接更年期

既然更年期是一個自然生理階段，與其視之為大敵，不如輕鬆面對。

在中醫角度，圍絕經期綜合症以腎虛為本，常影響到心、肝、脾等臟腑，調理多以調和臟腑，燮理陰陽為主。所以想輕鬆迎接更年期，就應該在**更年期之前**盡早開始養腎養生，調理身體的陰陽平衡。

更年期「前」養生	更年期（圍絕經期）

出現與絕經有關的　　　　　　　絕經
內分泌和臨床特徵

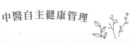
中醫強調身體的陰陽平衡，平日補充營養、保持適量運動、定時作息、遠離壓力等都是非常重要的。特別是在飲食方面，飲食應該清淡易消化，多攝取富含維他命、礦物質和蛋白質的食物，例如蔬菜水果、全穀雜糧、豆類及優質蛋白等，以幫助維持身體的營養平衡。

月經週期的變化

對於女性來說，月經週期的變化常常是更年期即將來臨的警號之一。建議在這個階段可以多食用一些補血調經的食物，如**紅棗**、**當歸**、**烏雞**、**桂圓**等。

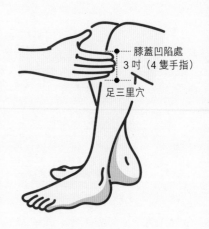

膝蓋凹陷處
3吋（4隻手指）
足三里穴

按摩足三里穴，暖敷腹部等都有助於緩解月經不順帶來的不適。**足三里穴**位於小腿外側上端有一個突起的骨頭名叫腓骨小頭，在這個骨頭突起的前下方約三個手指寬處。常按足三里穴有增強免疫力、調理脾胃、補中益氣、疏風化濕的作用。

焦慮不安和失眠

另外，情緒波動和失眠也是更年期前常見的症狀。在中醫看來，這可能與肝氣不順、陰陽失調有關。建議飲食上可以多攝取一些有助於疏肝理氣的食物，中藥如**黃芩**、**熟地黃**，食材如**山藥**、**枸杞子**、**菊花**等。這些藥材和食物能夠幫助平復情緒、改善睡眠品質。

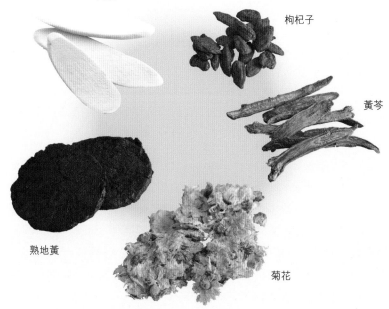

山藥

枸杞子

黃芩

熟地黃

菊花

當覺得焦慮不安時，亦可以按摩太衝穴、掌拍心包經等幫助調和情緒。

太衝穴位於第一及第二腳趾骨交接的凹陷處，有助於安定焦躁的情緒，疏肝理氣，解除壓力，清除肝火。按摩時以拇指輕按太衝穴，左右腳各 3-5 分鐘，按至有點酸脹感即可。

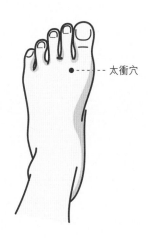

太衝穴

以空掌掌拍手臂內側的**心包經**，即是從手臂上端的天泉穴，沿着內側一路拍打或按摩到手掌的大陵穴。可以解決心痛、心悸、心胸煩悶、癲狂等問題外，也能鎮靜安神，對失眠有所效果。

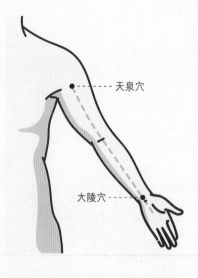

天泉穴

大陵穴

🌸 疲勞

在更年期前感到疲勞和精力不足，可以選擇補氣養血的食材如**枸杞子、當歸**。適度的運動也是延緩更年期的重要方式。中醫認為運動可以促進氣血運行，增加身體的能量，調節體內陰陽平衡，從而緩解更年期帶來的不適症狀。運動方式可以因人而異，例如瑜伽、太極、散步、游泳等都是不錯的選擇。男性可以透過運動來增強體力，女性則可以通過運動調理月經和緩解更年期症狀。

對於男性而言，更年期前亦可能出現陽痿、勃起功能障礙、前列腺問題等症狀。中醫建議可以多攝取一些有助於補腎壯陽的食物，如**山藥、肉蓯蓉**等。這些食物有助於補充腎氣，增強性功能，延緩男性更年期帶來的問題。

更年期是每個人都會經歷的自然生理階段。重要的是要能夠提前意識到並採取預防措施。中醫強調平衡陰陽、調理氣血，通過飲食調理、運動養生、遠離壓力等養生調理方法來延緩更年期的不適，不僅對身體有益，也有助於維護身心健康。男性和女性均應注重更年期前的身體調理，讓自己在進入更年期時能夠更加從容應對。

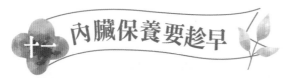

十一　內臟保養要趁早

在本書首章中提及過:「在近幾十年,人的平均壽命增長,但是因為生活及飲食習慣過於現代化,相對增加的健康狀態較短,亦即是一生中不健康狀態的比例比從前多,不少年長(甚至中年)人士都有不同程度的身體毛病」。

衰老是人類自然生理的階段,既不能逃避又不能阻擋,只有及早調理身體做好準備,才能延緩老化,延長健康狀態。

中老年的概念

根據聯合國的定義,在人口統計分析中,通常把 60 歲取作區分人口中的老年組群和年輕組群的分界線。有學者更將老年期細分為的 4 個階段 [6]:

1. 步入老年(60-64 歲),功能及活力大致正常;

2. 老年初期(65-75 歲的初老),功能及活力大致正常,但生理反應較慢;

3. 老年中期(75-85 歲的耆老),開始逐漸老化,反應力減低,但仍能進行日常活動而沒有過多的疲憊;

4. 老年後期(85 歲以上的耄老),愈趨衰弱,腎功能減至一半,反應力更為減弱。

6　朱佩蘭(2001).《安老與社會工作》.香港:中文大學。

　　據世界衞生組織的統計及估算，全球人口中 60 歲及以上的人數和比例正在增加。2019 年，全球 60 歲及以上的老齡人口為 10 億。到 2030 年，這一數字將增加到 14 億，到 2050 年，更會上升至 21 億 [7]！

　　在香港，根據政府統計處在 2023 年 8 月發佈的《香港人口推算 2022-2046》[8]，香港人口將持續高齡化。根據統計處推算，65 歲及以上長者的人口佔總人口的比例，將由 2021 年的 20.5% 增至 2046 年的 36%。換言之，65 歲及以上人口，將由現時整體人口每 5 人中有一個，增加至每 3 人中有一個。

　　但是，長壽並不一定意味着健康或快樂的長壽。如果長壽的過程中伴隨殘疾或慢性疾病的負擔，就未能隨心所欲地享受人生。所以我們要關注的不僅僅是延長壽命，還要延長「健康年限」，即健康良好沒有疾病的時間。

如何延長「健康年限」？

　　根據哈佛大學的研究人員對可能增加壽命機會因素的研究 [9]，經過對受訪者進行了長達 34 年的追蹤，研究人員確定了 5 個低風險的生活方式因素：**健康的飲食**、**定期運動**（每天至少 30 分鐘中度到劇烈的活動）、**健康的體重**（按體重指數 BMI 在 18.5 至 24.9 之間）、**不吸煙**和**適量飲酒**（女性每天最多 1 杯，男性每

7　世界衞生組織 . https://www.who.int/zh/health-topics/ageing#tab=tab_1
8　香港特別行政區政府 政府統計處 香港人口推算 https://www.censtatd.gov.hk/tc/EIndexby Subject.html?scode=190&pcode=FA100061
9　Li Y, Pan A, Wang DD, Liu X, Dhana K, Franco OH, Kaptoge S, Di Angelantonio E, Stampfer M, Willett WC, Hu FB. Impact of Healthy Lifestyle Factors on Life Expectancies in the US Population. *Circulation*. 2018 Jul 24;138(4):345-355.

天最多 2 杯）。與沒有採用這些生活方式因素的人相比，實踐這 5 項因素的人的壽命延長達 14 年。

而在後續研究中 [10]，研究人員發現這些因素可能不僅能夠延長壽命，還能帶來更健康的生活。他們發現 50 歲時遵循了上述 4 項或 5 項健康習慣的女性，與沒有遵循這些健康習慣的女性相比，多活了大約 34 年沒有患糖尿病、心血管疾病和癌症的健康歲月；而男性在 50 歲時遵循了 4 項或 5 項健康習慣，與沒有遵循這些健康習慣的男性相比，多活了大約 31 年健康歲月。

除了上述 5 個核心生活習慣外，越來越多的研究提出其他可能對增加我們的健康年限起關鍵作用的因素，包括擁有人生目標和意義、多社交活動、提升睡眠質素等，共通點都是要讓身心處於輕鬆狀態，減低孤寂感。

中醫學角度看衰老

從中醫學角度，衰老是一個漸進過程。如《靈樞・天年》所言，從 50 歲開始，五臟功能逐漸衰退，「五十歲，肝氣始衰，肝葉始薄，膽汁始滅，目始不明；六十歲，心氣始衰，善憂悲，血氣懈惰，故好臥；七十歲，脾氣虛，皮膚枯；八十歲，肺氣衰、魄離，故言善誤；九十歲，腎氣焦，四藏經脈空虛。」

10 Li Y, Schoufour J, Wang DD, Dhana K, Pan A, Liu X, Song M, Liu G, Shin HJ, Sun Q, Al-Shaar L, Wang M, Rimm EB, Hertzmark E, Stampfer MJ, Willett WC, Franco OH, Hu FB. Healthy lifestyle and life expectancy free of cancer, cardiovascular disease, and type 2 diabetes: prospective cohort study. *BMJ*. 2020 Jan 8;368:l6669.

當然，身體衰老狀況和速度因人而異，而且隨着科技發達，生活質素提升，出現了不少「美魔女」、「美魔男」，指的是年紀大但保養得宜的女士和男士。衰老像是不能單以歲數作分界線，不過《靈樞‧天年》中的「隨着年齡增長，五臟功能逐漸衰退論」依然具參考意義。人體就如一輛行走千萬里的名車，如果平日沒有定期檢查和維修，機件都會在不知不覺間逐漸衰退，到某天在公路上突然壞車，定會令人措手不及。

中醫理論的抗衰老並非單以防止外表衰老為核心，着重的是調理內在臟腑的失衡，會因應身體的不同狀況去養心潤肺、調肝補腎及健脾益胃。在《黃帝內經》中已介紹不同的養生抗衰老方法，包括順應天地四時陰陽的變化（避寒防暑適時添衣），生活有規律，飲食有節制，不過度勞作等；而《神農本草經》亦有記錄了多種具有抗衰老功效的中藥，例如人參「補五臟……明目開心益智，久服輕身延年」、靈芝「久食，輕身不老，延年神仙」、枸杞「久服堅筋骨，輕身不老，耐寒暑」等。

抗衰老小貼士

《黃帝內經》所說的養生原則其實很簡單，與現代所說的延長健康年限方法異曲同工，但是在日常生活中實踐起來總好像不容易，建議可以先從這幾點入手：

1. **飲食抗衰老：**飲食宜順着體質和四時，並按不同的情況挑選適合的食材和食療，更應首重健脾，且避免生冷食物和飲品，以免傷脾胃導致氣血虧虛，氣血虧虛無以養身自然老得快。

可以按不同情況多吃「長壽駐顏」食品，如蓮子、蜂蜜、芝麻、核桃、香菇、海參、南瓜、南瓜籽、蓮藕、冬瓜、櫻桃、小麥、蘿蔔、銀耳、黑木耳、燕窩、花膠、百合、水魚、黑豆、牡蠣、響螺、豬皮、桂圓、大棗、紅棗等。注意體質偏寒或偏熱者最好先諮詢中醫師。（見本書有關飲食調養的篇章及附錄之【常見食材種類性味作用表】）

2. **睡眠抗衰老：**在中醫角度，睡眠是人體臟腑修復的重要時間。睡得好可以使各器官得到必要的補充和修復。最好在晚上 11 時前入睡就能養肝護膽，幫助身體修復及排毒。（見本書【睡得好能醫百病】）

3. **舒壓抗衰老：**人體的生命活動是由心理功能和生理功能相互影響所構成，心理狀況會通過情緒活動影響身體內臟器官功能，所以在忙碌和壓力大的生活中，都要適時舒壓，調節情緒。（見本書【尋找專屬於你的平衡點】）

4. **運動抗衰老：**運動的好處人所皆知，不過運動的時間、頻率和類型應按個人能力和體質調整。與其自添壓力強迫自己擠時間做運動，不如按自己的生活習慣，制定個人化的「最緊要郁」計劃，持之以恆地動起來。（見本書【動起來】）。本書所介紹的穴位都是平日可多按的養生穴位，就算在久坐的時候，都可以進行穴位按摩為經絡做運動。

「有心唔怕遲」，亦無需待 50 歲才開始抗衰老，就在今天開始為你的健康生活努力吧！

附 錄

🍀 常見食材種類性味作用表

種類	食物	味	性	作用	春	夏	秋	冬
穀類與薯類	粳米（大米）	甘	平	溫中益氣、和胃補虛	●			
	籼米（南米）	甘	溫	止瀉	●	●	●	●
	糯米	甘	溫	補中益氣、止瀉				●
	粟（小米）	甘	涼	除熱、和胃安神	●	●	●	●
	小麥	甘	平	除虛煩、養心益腎	●	●	●	●
	大麥	甘	涼	健脾利水	●	●	●	●
	燕麥	甘	平	滑腸、降血脂	●	●	●	●
	蕎麥	甘	涼	開胃寬腸、消積止瀉		●		
	粟米（玉米）	甘	平	利水	●	●	●	●
	薏苡仁	甘淡	涼	利水消腫、健脾、清熱排膿	●	●	●	●
	甘薯（番薯）	甘	平	補中和血、通便	●			
	山藥（淮山）	甘	平	健脾養胃、生津益肺、補腎止瀉	●			
	馬鈴薯	甘	平	健脾	●			
豆類	黃豆	甘	平	解毒消腫	●			
	豆腐	甘	涼	清熱解毒	●	●		
	豆漿	甘	平	補益	●	●	●	●
	豆芽	甘	涼	清熱利濕	●	●		
	黑豆	甘	平	健脾益腎、利水活血、祛風解毒				●
	綠豆	甘	涼	清熱解暑、利水消暑		●		
	赤小豆	甘	平	清熱解毒、利水消腫	●	●	●	●
	白扁豆	甘	微溫	健脾化濕、消暑		●		
	豌豆	甘	平	利水解毒	●	●	●	●

● 該季節尤其適宜食用　⚠ 該季節忌食用　未有特別標注，為該季節可食用

種類	食物	味	性	作用	春	夏	秋	冬
葉莖苔類	白菜	甘	涼	生津	●	●	●	●
	甘藍	甘	平	利濕熱、補虛	●	●	●	●
	旱芹（西芹）	甘	涼	平肝清熱、通便	●			
	芫荽	辛	溫	發表透疹、開胃	●	●	●	●
	菠菜	甘	平	養血平肝、潤燥	●			
	莧菜	甘	涼	解毒清熱	●	●	●	●
	空心菜	甘	寒	解毒涼血		●	●	
	茼蒿	甘	涼	利水安神	●			
	韭菜	辛	溫	溫中，行氣，散瘀	●			
	芥菜	辛	溫	行氣	●			
	蕓薹（油菜）	甘辛	平	解毒散血	●	●	●	●
	竹筍	甘	涼	化痰、消食，發物	●	●		
	香椿	苦	平	解毒	●			
	茴香菜	辛甘	溫	理氣散寒	●	●	●	●
	金針菜	甘	涼	解鬱清熱	●	●	●	●
	洋蔥	辛	溫	健胃理氣、化濁降脂	●	●	●	●
	百合	甘	寒	養陰潤肺、安神			●	
根莖類	白蘿蔔	甘辛	涼	消食、化痰、利尿			●	
	紅蘿蔔	甘辛	平	健脾養肝	●	●	●	●
	蓮藕	甘	寒	清熱涼血	●	●	●	●
	芋頭	甘辛	平	健脾、散結、解毒	●	●	●	●
	荸薺（馬蹄）	甘	涼	清熱化痰			●	

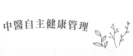

種類	食物	味	性	作用	春	夏	秋	冬
瓜類	青瓜	甘	涼	清熱利水、解毒	●	●	●	●
	冬瓜	甘淡	微寒	利尿清熱		●		
	苦瓜	苦	寒	清熱解毒	●	●	●	●
	絲瓜	甘	涼	清熱化痰	●	●	●	
	南瓜	甘	平	健脾解毒	●	●	●	●
茄科類	番茄	甘酸	微寒	健胃消食、涼血解毒		●		
	茄子	甘	涼	清熱解毒消腫	●	●	●	●
	辣椒	辛	熱	溫中散寒、下氣消食	⚠		⚠	
野菜類	薺菜	甘淡	涼	平肝清熱、涼血	●			
	苦菜	苦	寒	清熱解毒		●		
	苜蓿	苦澀	平	清熱解毒、利濕退黃	●	●		
	馬齒莧	酸	寒	清熱解毒、涼血利濕	●			
	馬蘭頭	辛	涼	涼血解毒	●			
	枸杞菜	甘苦	涼	平肝補虛	●	●	●	●
食用菌類	木耳	甘	平	補氣養血、活血通絡	●			●
	銀耳	甘淡	平	滋補生津、潤肺養胃			●	
	蘑菇	甘	平	健脾平肝（＊發物）	●			
	香菇	甘	平	健脾益氣、消食	●			
水果類	梨	甘酸	涼	清肺化痰生津		●	●	
	桃	甘酸	溫	生津活血、潤腸	●	●		
	杏	甘酸	溫	潤肺生津止渴	●	●		
	橘	甘酸	平	潤肺理氣和胃	●	●		
	橙	酸	涼	和胃理氣、解魚蟹毒	●	●	●	
	柚	甘酸	寒	消食化痰醒酒	●	●	●	●

種類	食物	味	性	作用	春	夏	秋	冬
水果類	柑	苦酸	涼	清熱生津、利尿、醒酒	●	●	●	●
	檸檬	甘酸	涼	生津和胃、化痰止咳	●	●	●	●
	梅子	酸澀	平	生津止血、止瀉	●	●	●	●
	李子	甘酸	平	清熱消積	●	●	●	●
	蘋果	甘酸	涼	生津除煩、醒酒			●	
	葡萄	甘酸	平	補氣血、強筋骨、利小便			●	
	櫻桃	甘酸	溫	補脾益腎、潤膚養顏	●	●	●	●
	草莓	甘酸	涼	清熱消食	●	●		
	柿子	甘澀	涼	清熱潤肺				
	桑椹	甘酸	寒	滋陰養血、生津、潤燥	●	●	●	●
	石榴	甘酸澀	溫	生津澀腸			●	
	山楂	甘酸	溫	消食散瘀、化濁降脂			●	
	香蕉	甘	寒	清熱潤肺、滑腸			●	
	荔枝	甘酸	溫	養血健脾、潤膚		●		
	龍眼	甘	溫	補心脾、養血安神				●
	枇杷	甘酸	涼	潤肺止渴	●	●	●	
	橄欖	甘酸澀	涼	潤肺生津、解毒			●	
	楊梅	甘酸	溫	生津消食、解酒	●	●	●	●
	沙棘	酸澀	溫	止咳化痰、健胃消食、活血	●	●	●	●
	奇異果	甘酸	涼	解熱止渴、健胃、通淋			●	
	椰漿	甘	涼	生津、利尿、止血	●	●	●	●
	西瓜	甘	寒	清熱生津、利尿		●		
	甜瓜	甘	寒	解暑利尿	●	●	●	●
	甘蔗	甘	寒	清熱潤燥、解毒	●	●	●	

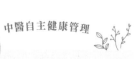

種類	食物	味	性	作用	春	夏	秋	冬
乾果類	大棗	甘	溫	補中益氣、養血安神	●			●
	栗	甘鹹	平	健脾益腎	●	●	●	●
	芡實	甘澀	平	固腎、補脾止瀉、除濕止帶				●
	白果	甘苦澀	平	斂肺化痰定喘、止帶縮尿（＊有小毒）	●	●	●	●
	花生	甘	平	健脾潤肺	●			
	核桃仁	甘	溫	補腎溫肺、潤腸	●		●	
	黑芝麻	甘	平	補益肝腎、養血、潤腸	●		●	
	海松子（松子仁）	甘	溫	潤腸通便、潤肺止咳	●		●	
	向日葵籽	甘	平	透疹、止痢	●	●	●	
畜肉類	豬肉	甘鹹	平	補腎滋陰養血		●		
	牛肉	甘	溫	補脾氣血	●			
	羊肉	甘	溫	溫中補腎、壯陽	⚠	⚠		●
禽肉類	雞肉	甘	溫	溫中益氣	●		●	
	烏雞	甘	平	補肝腎、退虛熱	●	●	●	●
	鴨肉	甘鹹	平	滋陰養胃、利水		●		
	鵝肉	甘	溫	益氣補虛	●		●	
	鴿肉	鹹	平	補腎益氣		●		
	鵪鶉肉	甘	平	補脾		●		
奶蛋類	牛奶	甘	溫	補虛養氣血		●	●	
	羊奶	甘	溫	補虛和胃易消化			●	
	雞蛋	甘	平	滋陰潤燥	●			
	鴨蛋	甘	涼	滋陰清肺、平肝			●	
	鵪鶉蛋	甘淡	平	補虛健胃	●	●	●	●

種類	食物	味	性	作用	春	夏	秋	冬
魚類	鮎魚	甘	溫	平肝溫中	●	●	●	●
	鰱魚	甘	溫	溫中利水	●	●	●	●
	鯉魚	甘	平	健脾利水、通乳、安胎	●	●	●	●
	鯽魚	甘	平	健脾利水、通血脈		●		
	青魚	甘	平	化濕除弊、益氣	●	●	●	●
	鱔魚	甘	溫	益氣血、補肝腎	●	●	●	●
	鱅魚	甘	溫	溫中健脾	●	●	●	●
	鰆魚	甘	平	健脾補氣	●	●	●	●
	帶魚	甘	平	補虛解毒	●	●	●	●
	鱖魚（桂花魚）	甘	平	補氣血	●	●	●	●
	鱸魚	甘	平	益脾胃、補肝腎	●	●	●	●
	泥鰍	甘	平	補脾益腎	●	●	●	●
	鱧魚	甘	涼	補脾利水	●	●	●	●
	鯧魚	甘	平	益氣養血	●	●	●	●
	銀魚	甘	平	補虛潤肺	●	●	●	●
	石首魚（黃花魚）	甘	平	健脾明目	●	●	●	●
	鰻鱺（鰻魚）	甘	平	健脾益腎	●	●	●	●

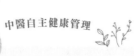
種類	食物	味	性	作用	春	夏	秋	冬
海產類	河蝦	甘	溫	補腎壯陽				●
	對蝦（海蝦）	甘	溫	補腎壯陽				●
	蟹	鹹	寒	清熱解毒	●	●	●	●
	毛蚶	甘	溫	補氣養血	●	●	●	●
	蚌	甘鹹	寒	清熱明目、解毒	●	●		●
	瑤柱	甘鹹	溫	清熱明目、利小便	●	●		
	鮑魚	甘鹹	平	滋陰明目，不易消化				●
	蜆肉	甘鹹	寒	清熱利濕、解毒	●	●	●	●
	蟶肉	鹹	寒	補陰清熱	●	●	●	●
	蛤蜊	鹹	寒	利水化痰、含碘多	●	●	●	●
	田螺	甘鹹	寒	清熱利水	●	●	●	
	螺螄	甘	寒	清熱利水、明目	●	●	●	
	海參	甘鹹	平	補腎益精、養血潤燥				●
	海蜇	鹹	平	清熱平肝	●	●	●	
	牡蠣肉（蠔肉）	甘鹹	平	養血安神、軟堅消腫	●	●	●	●
	烏賊肉	鹹	平	養血滋陰	●	●	●	●
	紫菜	甘鹹	寒	化痰利水	●	●	●	●
	海帶	鹹	寒	清熱化痰、利水	●	●	●	●
	石花菜（海藻）	甘鹹	寒	消痰軟堅	●	●	●	●

種類	食物	味	性	作用	春	夏	秋	冬
調味品	蜂蜜	甘	平	潤燥解毒	●	●	●	●
	飴糖 （麥芽糖漿）	甘	溫	緩中補虛	●	●	●	●
	白糖	甘	平	和中緩急	●	●	●	●
	冰糖	甘	平	健脾、和胃、潤肺	●	●	●	●
	紅糖	甘	溫	補脾緩肝、活血散瘀	●	●	●	●
	醋	甘酸	溫	散瘀消積	●	●	●	●
	酒	甘辛苦	溫	通血脈、行藥勢	●	●	●	●
	生薑	辛	溫	散寒解表、降逆止嘔	●		⚠	
	大葱	辛	溫	發表通陽、解毒	●	●	⚠	
	大蒜	辛	溫	解毒殺蟲、溫中			⚠	
	胡椒	辛	溫	溫中散寒下氣	⚠		⚠	
	花椒	辛	溫	溫中止痛、除濕殺蟲	⚠		⚠	
	八角茴香	辛	溫	散寒理氣、止痛			⚠	
	麻油	甘	涼	潤燥通便、解毒	●	●	●	●

註：基於每個人的生活環境、體質、致敏原、健康及其他因素均有不同，若對個人的適用情況有疑問，應先向認可的醫生及中醫師徵詢專業意見。

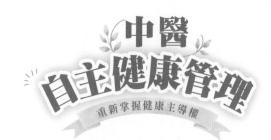

中醫自主健康管理
重新掌握健康主導權

著者
佘曉怡、蘋常

責任編輯
周芝苡

插畫
某人 nobody（IG@nobody_astory）

圖片提供（部分）
Freepik

裝幀設計
鍾啟善

排版
辛紅梅

出版者
萬里機構出版有限公司
香港北角英皇道 499 號北角工業大廈 20 樓
電話：2564 7511　　傳真：2565 5539
電郵：info@wanlibk.com
網址：http://www.wanlibk.com
　　　http://www.facebook.com/wanlibk

發行者
香港聯合書刊物流有限公司
香港荃灣德士古道 220-248 號荃灣工業中心 16 樓
電話：2150 2100　　傳真：2407 3062
電郵：info@suplogistics.com.hk
網址：http://www.suplogistics.com.hk

承印者
美雅印刷製本有限公司
香港觀塘榮業街 6 號海濱工業大廈 4 樓 A 室

出版日期
二〇二四年七月第一次印刷

規格
特 16 開（220mm × 150mm）

版權所有 · 不准翻印
All rights reserved.
Copyright © 2024 Wan Li Book Company Limited.
Published and printed in Hong Kong, China.
ISBN 978-962-14-7555-8